SCORPIO

Dr. Ehsan Natour
Shirley Michaela Seul

Wenn das Leben stillsteht

Der Arzt, der das Herz seiner Patienten berührt

SCORPIO

Dieses Buch ist kein medizinisches Lehrbuch. Die beschriebenen Patientengeschichten sind verfremdet und in ein fiktives Umfeld transplantiert. Ich schreibe meistens »der Patient«, damit ist auch die Patientin gemeint, und wenn, dann hat sie in der Regel einen Ehemann, keine Ehefrau. Es ist kompliziert geworden, aber ich bin sicher, Sie finden sich zurecht. Denn eines ist unbestritten: Sowohl Frauen als auch Männer haben ein Herz!

MIX
Papier aus verantwortungsvollen Quellen
FSC® C014889
FSC www.fsc.org

Umschlaggestaltung: Hauptmann & Kompanie
Werbeagentur, Zürich
Lektorat: Ulrike Strerath-Bolz, Friedberg
Layout und Satz: Margarita Maiseyeva, Donaueschingen
Druck und Bindung: Pustet, Regensburg
ISBN 978-3-95803-417-4

www.scorpio-verlag.de

Ich wünsche mir, dass jede Mutter und jeder Vater ihr Kind darauf vorbereiten, wie sie ihre Kinder auch auf anderes im Leben vorbereiten, die Schule, die Liebe, den Beruf:

Eines Tages, mein Sohn, meine Tochter, wirst du in eine Situation geraten, die dir ausweglos erscheint. Es mag dir vorkommen, als würde dein Leben enden. Oder stillstehen. Weil du vor Liebeskummer nicht mehr weißt, wie du weiterleben sollst, weil deine Firma Konkurs anmelden muss, weil dein Partner gestorben ist oder du in einer für dich bedeutungsvollen Angelegenheit scheiterst. Vielleicht erfährst du auch eine beängstigende Diagnose, wirst betrogen oder verlassen. Das alles gehört zum Leben. Du hast deswegen kein besonders schweres Schicksal. Je länger du lebst, desto höher ist die Wahrscheinlichkeit, dass du Bekanntschaft mit Krisen machst.

Geh in diese Situationen mit Vertrauen. Mach dich frei von der Erwartung, dass du danach derselbe Mensch sein wirst wie davor. Sei offen für die Veränderung und nimm sie an. So wirst du sie leichter meistern! Du wirst dann nicht gegen die natürlichen Gegebenheiten kämpfen, deine Mitmenschen werden eher Zugang zu dir finden, deine Wunden werden ohne Komplikationen heilen, du wirst dir schneller ein neues Normal erobern, wenn du darauf verzichtest, am alten festzuhalten. Das Normale im Leben ist der Wandel. Es gibt kein Normal für immer. Und später, wenn du alles gut überstanden hast – und das wirst du, weil du gut vorbereitet bist –, wirst du andere Menschen besser unterstützen können, wenn sie einmal aus ihrem Normal fallen. Gemeinsam ist alles leichter und schöner und: gesünder.

PROLOG

In meiner Heimat heißt es, die Seele würde im Herzen und im Hirn wohnen. Es war ein Schock für mich, als ich während meiner Ausbildung in Köln das erste Mal einen geöffneten Brustkorb ohne Herz sah. Der Patient lag auf dem Tisch, riesengroß klaffte das Loch, wo das Herz hingehört. Es war aber nicht da. Der Chef legte es mir in die Hand, ein Oberarzt bereitete das neue Herz dieses Patienten vor. Die beiden erfahrenen Kollegen führten eine Choreografie auf, die mich mit Bewunderung erfüllte. Wie sicher sie auf der Schneide des Todes balancierten, ja fast tanzten auf der grünen Bühne mit all dem blitzenden Edelstahl. Wie souverän sie Entscheidungen trafen, die über das Weiterleben des Patienten bestimmten. Der schlief tief … bekam nichts mit. Oder doch? Wo weilte seine Seele? Im Herzen jedenfalls nicht, erkannte ich in diesem Moment, denn das hielt ich in der Hand und spürte nichts, was allerdings kein Beweis war. Es war ein müdes Herz, fettbesetzt, und es hatte sich nur noch mit äußerster Anstrengung durchs Leben geschleppt, war dabei immer größer und größer geworden und hatte es letztlich doch nicht mehr geschafft, seinen Körper gut zu versorgen. Wie ein alter, auf dem Sterbebett liegender Mensch kam mir dieses Herz vor – und es sprach zu mir mit heiserer, ja fast schon gebrochener Stimme: »Ich kann nicht mehr.«

Deshalb wurde es ausgetauscht. Mit oder ohne Seele? Wie viele Herzen stehen einem Menschen zu? Und wie lebt es sich mit einem neuen Herzen oder nach einem ähnlich schweren Eingriff; wie lebt es sich nach einem harten Schicksalsschlag? Wenn das alte Normal wie aus dem Leib herausgeschnitten scheint? Vielleicht kommt es einzig und allein darauf an, die Stimme des Herzens zu hören. Wenn wir das alle täten, wie sähe unsere Welt aus?

Diese Gedanken beschäftigen mich bis heute, und mit den Jahren habe ich Antworten auf viele meiner Fragen gefunden. Einige davon möchte ich auf den folgenden Seiten mit Ihnen teilen.

ERÖFFNUNG

Gleich werde ich den Brustkorb eröffnen. Nichts mehr ist für den Menschen vor mir auf dem Operationstisch normal. Das weiß ich, ohne mit ihm zu sprechen. Er könnte auch nicht sprechen, selbst wenn er wollte, denn er liegt in tiefer Narkose in dunkelgrüner steriler Landschaft. Allein der Brustbereich ist frei. Er sieht aber nicht mehr so aus wie am Badestrand, wo der junge Vater gestern noch mit seinen zwei Kindern herumtollte. Bevor ES passierte. Wie ein Blitz aus heiterem Himmel, obwohl er noch keine vierzig Jahre alt ist. Jugend schützt nicht vor Krankheit.

Die Brust des Mannes, der über Nacht zum Patienten wurde, ist rasiert und über und über mit Desinfektionslösung eingepinselt. Rostorange zu Dunkelgrün. Und nun kommen meine Hände in beigefarbenen Handschuhen. Unter dem starken Licht der OP-Lampe blitzt das Skalpell. Etwas Ungeheuerliches wird gleich geschehen, etwas, das mir in Fleisch und Blut übergegangen ist nach vielen Tausend Operationen. Ich werde die Unversehrtheit der Haut mit dem Skalpell durchtrennen und danach mit der Knochensäge das Brustbein aufschneiden, um tief im Inneren des Körpers dieses Leben zu retten.

Jetzt liegt das Herz vor mir. So ein Herz ist für mich mehr als ein Organ. Es kommt mir vor wie ein lebendiges Wesen, und tatsächlich ist jedes anders. Es gibt Herzen, die wirken geradezu erleichtert, dass man mal nach ihnen schaut, andere wirken bedrückt, es gibt sportliche Typen und Moppelchen mit Fettansatz. Und sehr erschrockene Herzen wie das dieses Patienten, der etwas auf dem Herzen hatte, wie er vor der Operation zu mir sagte. Nämlich seine beiden Kinder, die ihm so sehr ans Herz gewachsen sind, und seine Frau, der das Herz brechen würde, wenn sie allein bliebe. Wir merken es gar nicht, wie oft wir das Herz auf der Zunge tragen; als Symbol für die Liebe ist es allgegenwärtig.

Es war schon spät, als ich am Vorabend am Bett dieses Patienten saß, doch ich wusste, er würde nicht schlafen. Vor schweren Eingriffen schläft fast keiner. Ich möchte immer gern wissen, wen ich operiere. In manchen Kliniken sehen die Chirurgen nur das Operationsfeld zwischen den grünen sterilen Tüchern. Ich möchte wissen, zu welchem Menschen das Herz gehört. Das klappt nicht immer, denn einige Herzoperationen sind Not-OPs; nicht selten werden die Patienten ohne Bewusstsein »eingeliefert«. Andere Operationen sind lange geplant: In sechs Wochen bekommen Sie eine neue Herzklappe, einen Bypass oder was auch immer, heißt es da. Auf Termin-OPs können sich alle besser vorbereiten. Auch die Angehörigen. Termin-OPs sind mir lieber, da kann ich meine Patienten und ihre Angehörigen kennenlernen, manchmal in mehreren Gesprächen. Ich weiß aus eigener Erfahrung, und das ist auch in vielen Studien belegt, dass ein gutes Arzt-Patient-Verhältnis den Heilungsverlauf positiv beeinflusst. Davon abgesehen meine ich, dass die Patienten ein Recht darauf haben, zu erfahren, wer ihr Brustbein aufsägen, ihr Herz anstupsen oder was auch immer tun wird. Wer an ihrer Seite sein wird, wenn ihr Körper »tot« ist, mit Eisplatten heruntergekühlt auf fünfundzwanzig Grad, kein Herz schlägt mehr, die Herz-Lungen-Maschine ruht, die Aorta liegt offen. Allein das Gehirn wird weiter versorgt; ein kleiner Blutkreislauf erhält das Leben im Kopf, während es aus dem Körper gewichen ist. Kehrt es zurück?

Es ist immer wieder ein Gänsehaut-Moment für mich, wenn ein stillgelegtes Herz zurück ins Leben findet. Als wäre eine Komposition von einer Pause unterbrochen, die Herzmusik schweigt über viele Takte eines Satzes … und beginnt dann hoffentlich erneut, wenn der Dirigent den Stab hebt, der in diesem Fall die Gestalt eines Elektroschockers hat. Auch im OP ist die Spannung mit Händen zu greifen: Wird die Musik des Herzens abermals erklingen? Oder sind manche Instrumente verstimmt oder gar verstummt für immer? Doch das geschieht bei einer Operation nur selten. Kritisch ist die Zeit danach. Das wissen viele nicht, die glauben, wenn sie eine Operation überstanden haben, hätten sie das Schlimmste hinter sich.

Sie sind mutig, wenn Sie bis hierhin gelesen haben, und klug. Manche Menschen beschäftigen sich erst mit einem Problem, wenn ihnen das Wasser bis zum Hals steht. Indem Sie dieses Buch lesen, bereiten Sie sich auf das Unbekannte vor. Es muss keine Herzoperation sein. Es reichen die Risiken, die das Leben für jeden von uns bereithält. Vielleicht stecken Sie selbst gerade jetzt in einer Krise; seit Corona befinden wir uns ja insgesamt im Krisenmodus. Wir hoffen, dass alles wieder normal wird, so schnell wie möglich. Erst nach und nach sickert in unser Bewusstsein, dass es kein Normal gibt, auf das wir ein Anrecht haben. Ja, dass dieses Beharren auf ein Normal das Leben enorm belastet. Es gibt einen besseren und deutlich gesünderen Weg: sich geschmeidig den Herausforderungen anpassen. Ein Stück dieses Weges gehen wir in diesem Buch gemeinsam. Am Ende werden Sie vielleicht meine Meinung teilen, dass unser Gesundheitssystem einige größere Eingriffe benötigt, um nicht nur den Körper, sondern auch die Lebensqualität eines Menschen im Auge zu behalten. Auch wenn wir in einer Leistungsgesellschaft als Leistungsträger perfekt funktionieren, ist niemand gefeit gegen die eine oder andere Unpässlichkeit, gegen Unfälle, Krankheiten, Unvorhergesehenes.

Wie begegnen wir Menschen, die aus unserer unversehrten, funktionierenden Mitte gefallen sind? Dazu möchte ich auch alle Gesunden zählen, die trotzdem nicht mehr weiterwissen – weil ihre berufliche Existenz zerstört oder ein nahestehender Mensch schwer erkrankt ist. Eine Krankheit trifft ja nicht nur einen Menschen. Wie eine Bombe kann sie eine vielköpfige soziale Landschaft erschüttern. Meiden wir die Betroffenen, weil wir nicht wissen, wie wir uns verhalten sollen? Je älter wir werden, desto wahrscheinlicher sind wir Angehörige und Freunde von Menschen, die einen harten Schicksalsschlag verkraften müssen. Von

Menschen, die ein Gegenüber brauchen, dem sie einen Blick in ihr tiefstes Inneres gewähren können. Von Menschen, die das aushalten, weil sie sich damit auseinandergesetzt haben, weil sie nicht weglaufen, weil sie nicht auf ein längst vergangenes Normal beharren, sondern sich mutig und geschmeidig einer neuen Situation anpassen. Gelingt dies, ist es für alle leichter.

Doch natürlich ist es verlockend, so zu tun, als wäre man wieder »ganz der Alte«. Denn welcher Neue sollte man sein? Den kennt man ja noch gar nicht, und das macht einem Angst. Alles, was wir nicht kennen, macht uns Angst, wir lehnen es erst einmal ab. Wenn eine Gesellschaft insgesamt vor allem an einem reibungslosen Ablauf interessiert ist und daran, dass jeder wieder so schnell wie möglich so reibungslos wie möglich funktioniert, haben wir keine Vorbilder, wie es anders sein könnte. Funktionieren bedeutet, Rollen zu erfüllen. Der Ehemann muss zurück in seine Rolle als »Familienvorstand«, der Chef muss zurück in die Firma, Oma kümmert sich um alle, jemand hat immer einen Witz auf den Lippen, eine andere spielt weiter die Starke, die alles wuppt … Und was sagt das Herz dazu, unsere innere Stimme?

Mach mal langsamer.
Ist das wirklich wichtig?
Tut dir das gut?
Was brauchst du jetzt?

Über die Angst zu sprechen ist die einzige Möglichkeit, ihr beizukommen. Angst trennt. Vertrauen und Liebe verbinden. Wer über die Angst spricht, macht sie kleiner. Aber das müssen wir üben. Als Menschen … und auch als Ärzte.

Manche Ärzte haben Angst vor Gesprächen mit Patienten; das gibt es öfter, als man glauben möchte. Wer wünscht sich schon, einem Menschen zu sagen, dass er nicht mehr lange zu leben hat? Ich habe die Erfahrung gemacht, dass auch in solchen Situationen die Verbindung zu einem Patienten der bessere Weg ist als die

Trennung, zum Beispiel mithilfe von Medizinerlatein oder Outsourcing: »Kollegin, bitte erklären Sie dem Patienten den Befund.«

Manchmal fragt mich ein Kollege, warum ich mir den persönlichen Kontakt zu meinen Patienten »antue«. Ich könnte es doch viel einfacher haben. Aufschneiden, reparieren, zunähen und alles Weitere wird auf der Intensivstation erledigt. Operieren am Fließband; in großen Kliniken ist das der Alltag. Man fängt in OP eins an und arbeitet sich weiter bis OP vier, und überall sieht man nur von grünen Tüchern bedeckte Körper. Dort, wo das Tuch ein Loch hat, ist mein Job.

Auf den Intensivstationen unserer modernen Hochleistungsmedizin wird durchaus Gott gespielt, manchmal nicht zum Wohle der Patienten. Wenig scheint unmöglich. Geht nicht gibt's nicht. Wir können alles. So endet der Mensch, der im Patienten steckt, der wiederum zu einem Fall geworden ist, gerade in der Herzchirurgie letztlich als Defekt, der repariert werden muss. In der Fixierung auf die Machbarkeit, ja vielleicht auch der Freude daran, wird leider mancherorts übersehen, dass es nicht nur eine Krankheit gibt, sondern eben auch einen kranken Menschen, und dieser kranke Mensch braucht etwas sehr Altmodisches: Er braucht Zuwendung, er braucht Zeit, um wieder Kraft zu schöpfen und gesund zu werden, wie auch immer das aussehen mag. Unsere moderne Medizin orientiert sich an den Naturwissenschaften und immer mehr an der Wirtschaftlichkeit. Kliniken sollen schwarze Zahlen schreiben, Patienten werden verwaltet, und noch bevor sie mit einem Arzt gesprochen haben, ist in der Fallpauschale schon festgelegt, wie lange ihr Genesungsprozess dauern darf, wie lange sie im Krankenhaus bleiben sollen. Viel Aufmerksamkeit und noch mehr Zeit muss vom medizinischen Personal für die Dokumentation aufgewendet werden. Zeit, die fehlt im Kontakt mit den Patienten. Stattdessen ist zu beobachten, dass das Gespräch verdrängt wird von Apparaten, von Messungen. Der kranke Mensch wird zum fehlerhaften Werkstück, das in vorgegebener Zeit repariert werden soll. Und genauso fühlen sich manche Patienten. Ja, ich beobachte sogar noch eine weitere

Verschärfung: Immer mehr Patienten rechnen gar nicht mehr damit, dass sich ein Arzt ernsthaft für sie interessiert, ihnen wirklich zuhört. Sie sind verwundert, wenn sie untersucht werden, statt nur an Maschinen angeschlossen zu werden. Im Normalfall ist es ein bisschen so wie in der Kfz-Werkstatt. Da gibt es auch kaum mehr Mechaniker mit öligen Händen, sondern Diagnosecomputer.

Das merke ich, wenn Patienten bei der kleinsten Zuwendung regelrecht irritiert sind oder hervorheben, dass ein Arzt sie berührt habe: »Stell dir vor, er hat mich untersucht, also so richtig. Mit den Händen.«

Berührung ist unser aller primäre, fundamentale menschliche Erfahrung. Noch ehe der neugeborene Mensch sieht oder saugt, wird er berührt, von seinen Eltern zärtlich gehalten. In der Berührung schüttet der Organismus zahlreiche Hormone aus, darunter auch das sogenannte Kuschelhormon Oxytocin. Wir fühlen uns gemeint, geborgen, wertgeschätzt.

In der Wochenzeitung *Die Zeit* las ich in der Rubrik »Was mein Leben reicher macht« zu Ostern letztes Jahr von einer kleinen Geste, die von der Einsenderin als so außergewöhnlich erachtet wurde, dass sie sie an die Zeitung schickte. Und die Redaktion wiederum erachtete diese kleine Geste für so bemerkenswert, dass sie sie veröffentlichte. Als gute Tat wurde sie von einem Weißkittel an einer Patientin vollbracht:

> »Ich musste mich einer Gallenblasen-OP unterziehen. Eine heikle Sache. ›Wie geht es Ihnen?‹, fragt mich der Oberarzt bei der ersten Visite nach der OP. ›Hatten Sie schon Stuhlgang?‹ Ich: ›Bei diesem laschen Kaffee kann ich keinen Stuhlgang haben.‹ Darauf er: ›Ich weiß, was Sie meinen, Sie brauchen einen schönen schwarzen Kaffee, den besorge ich Ihnen …‹ Und tatsächlich, nach der allgemeinen Visite kommt er mit einem doppelten Espresso zu mir ins Zimmer.«[1]

1 Verlag: Quelle: ZEIT, Marianne Link, Altötting, Bayern

Ein Chirurg muss nicht unbedingt mit seinen Patienten sprechen, um einen guten Job zu machen. Aber ich glaube, dass es für die Patienten einfacher ist, wenn sie ihren Operateur kennenlernen. Für mich liegt im Kontakt mit den Patienten auch eine Erfüllung meines Berufes. Das ist vielleicht meinem Werdegang geschuldet. Geboren im Grenzland Palästina, als Grenzgänger arabisch-israelisch aufgewachsen, arbeite ich an der Grenze zwischen Leben und Tod. Ich mag Menschen, bin gern mit vielen zusammen, kein Wunder bei zehn Geschwistern und einer sehr großen Familie. Ich mag es … intensiv!

Die weiße Schlange

Nach dem Abitur in Israel bin ich nach Deutschland gezogen, wo bereits zwei meiner Brüder studierten – ohne Studiengebühren, wie sie in so vielen anderen Ländern üblich sind. Meine Familie hätte sich die Ausbildung so vieler wissbegieriger Kinder sonst nicht leisten können. Heute gibt es in unserer Familie einen Filmproduzenten, eine Schuldirektorin, zwei Schulsekretäre, zwei Sozialzentrumsdirektorinnen, zwei Ingenieure, zwei Ärzte und einen Professor. Meine erste Station in Deutschland war Heidelberg. Nach einem Jahr Sprachschule studierte ich in Kiel Medizin. Diese Zeit hat mich geprägt, da ich meinen Lebensunterhalt als Krankenpflegehelfer verdiente. Und sie hat vermutlich auch meine innere Uhr gestellt, denn seither bin ich an Nachtschichten gewöhnt. Die wurden seinerzeit am besten bezahlt, und ich sicherte mir zusätzlich zu den normalen Diensten auch mindestens eine Nachtschicht in der Woche. Dafür dauerte mein Studium ein Jahr länger als bei anderen Studierenden; irgendwann muss der Mensch ja mal schlafen. Wenn ich heute zurückdenke, weiß ich, dass viele meiner Erlebnisse auf der Neurochirurgie in Kiel meine Einstellung sowohl zu Mitarbeiterinnen und Mitarbeitern wie auch Patienten formte. Von der Pike auf habe ich gelernt. Wir Krankenpflegehelfer haben Betten gemacht, Patienten gewaschen, Essen eingegeben, Medikamente verabreicht. Und nicht selten waren wir, zusammen mit den Krankenschwestern und Krankenpflegern, die einzigen Zuhörer für die Seelennöte der Patienten, die sie oft viel mehr bedrückten als ein körperlicher Schmerz. Häufig dolmetschten wir, was der Herr Doktor oder die Frau Doktor gemeint hatte, und erklärten Fachbegriffe. Es sollte noch viele Jahre dauern, bis ich selbst in der Position war, in der ich mich den Patienten umfassend, physisch und psychisch, zuwenden konnte.

Nach meinem Studium arbeitete ich als Arzt im Praktikum achtzehn Monate in Köln. Den Plan, Neurochirurg zu werden, hatte ich da schon aufgegeben. Chirurgie ja, aber Gehirn nein danke, so interessant die Jahre in Kiel auch waren. In Köln war ich Teil der Visite, wenn auch weit hinten in der Schlange. Es lief genauso wenig patientenfreundlich ab wie in Kiel. Dabei ist die Visite doch der Höhepunkt des Tages für die Patienten. Der Herr Professor kommt! Oder der Oberarzt! In ihren schlaflosen Nächten bereiten sich die Patienten vor, suchen die richtigen Worte, wie sie das, was ihnen auf der Seele brennt, am besten formulieren und vor allem schnell, man weiß doch, dass die Weißbekittelten immer unter Zeitdruck stehen. Auf keinen Fall möchte man sie aufhalten oder ihnen lästig sein.

Kommen Sie mit mir in ein Patientenzimmer mit drei Personen: Eine liegt am Fenster und schaut hinaus. *Da oben im Baum sitzt eine Amsel, ach, wär ich doch draußen.* Die mittlere Patientin sitzt auf dem Bett und im Geiste schon auf gepackten Koffern. Wann darf sie endlich nach Hause? Immerhin ist sie seit drei Wochen hier. An der Tür hat sich eine Patientin die Decke bis zum Kinn gezogen. Trotzdem friert sie. Gleichzeitig mit einem Klopfen wird die Tür aufgerissen, um 7.37 Uhr rauscht die Visite herein. Um 8.00 ist Stationsbesprechung, das wissen die Patienten nicht, sehr wohl weiß es aber die weiße Schlange, die dem Oberarzt folgt. Keine dreißig Minuten Zeit für dreißig Patienten. Und obwohl die drei in diesem Zimmer seit Stunden auf die Visite warten, sind sie nun überrascht und viel zu langsam, um das hohe Tempo mitzugehen. Die Patientin am Fenster, die so gern mit der Amsel im Baum tauschen würde, beginnt mühsam, sich umzudrehen. Es passen gar nicht alle Weißkittel in das Zimmer hinein, nur der Kopf der Schlange, der Rest bleibt auf dem Flur und versäumt also, genauso wie die Frau am Fenster, die Visite, denn bis sie sich mühsam zur Tür gewendet hat, ist die Schlange schon auf dem Weg ins nächste Zimmer.

»Was hat er gesagt?«, raunt ein junger Arzt auf dem Flur einer Assistenzärztin zu.

»Frau Meier, drei Bypässe gestern, alles gut.«

»Und die anderen?«

»Alles normal.«

»Ich wollte doch fragen, ob ich nach Hause darf«, erzählt die Patientin im mittleren Bett später bekümmert dem Krankenpfleger. Die ganze Nacht hat sie sich ihren Satz zurechtgelegt. Hin und her überlegt, ob sie das Enkelkind als Entlassungsbeschleuniger anführen soll oder ihren fürsorglichen Mann, der sich um sie kümmern wird. Doch es war keine Zeit, keine Zeit für nichts. Jetzt muss sie bis morgen warten, obwohl sie gut vorbereitet war, sie hatte schon geduscht und Zähne geputzt und sich frisiert, damit der Herr Oberarzt sieht, wie fit sie ist. Aber er hat sie gar nicht gesehen.

Ich bin nun schon seit Jahrzehnten im Krankenhaus tätig, und es ist nicht besser geworden seit meiner Zeit als Krankenpflegehelfer, im Gegenteil. Den Patienten ist nicht geholfen, wenn sie lediglich als Bypass oder Galle oder Karzinom betrachtet werden. Es hängen Menschen an den Krankheiten, und wenn ich den Menschen sehe, erschließe ich mir einen anderen Blick auf die Zusammenhänge. Ich bin kein Psychologe, doch ich frage mich, warum ein System, bei dem es beiden Seiten nicht gut geht, weiter perfektioniert werden soll. Denn nicht nur die Patienten leiden unter den Umständen, sondern auch Ärzte. Heute ist alles noch viel schneller geworden als damals, nicht nur im Krankenhaus, überall. Die Zeit scheint sich immer mehr zu beschleunigen, und jeder ist gestresst. Im Krankenhausalltag kommt man sich zuweilen regelrecht gejagt vor, und noch immer hetzen weiße Schlangen auf der Visite von einem Zimmer zum nächsten. Dabei kostet es vielleicht eine Minute, »Guten Tag« zu sagen und einen Blick auf die Wunde zu werfen. Ein paar Kleinigkeiten, und die Patientin fühlt sich gut aufgehoben. Ihr Puls beruhigt sich. Sie entspannt sich. Also genau das, was es braucht, damit sie sich erholt und wieder gesund wird.

Und ist das nicht auch genau das, was sich viele Ärzte wünschen? Manchmal frage ich mich, warum wir so oft vergessen, dass wir Menschen sind, mit menschlichen Bedürfnissen, alle miteinander, egal, auf welcher Seite wir stehen. Die einen wollen gesund werden, die anderen wollen gesund machen. Es ist bekannt, was förderlich für die Gesundheit ist und was nicht: Stress zum Beispiel. Und trotzdem wird der Stress immer größer. Das wirklich Gefährliche ist, dass wir uns daran gewöhnen. Und dann sind wir selbst nicht mehr in der Lage, einen Ausweg aus einer Krisensituation zu finden. Wir drehen uns im Kreis. Erhöhen stetig das Tempo, mit dem wir in eine Sackgasse rasen.

Viele Menschen, die sich beruflich zur Medizin hingezogen fühlen, verspüren eine hohe innere Motivation. Unzählige Male habe ich von Krankenschwestern und Krankenpflegern gehört, dass sie ihren Beruf gewählt haben, weil sie einen Sinn darin sehen, nach dem Motto: Hier kann ich etwas Gutes tun, etwas bewegen. Leider merken sie oft schon nach kurzer Zeit, dass das System, in dem sie arbeiten, diese Motivation nicht fördert, sondern schlimmstenfalls zerstört. Diese erschreckende Bilanz ist gesellschaftlich noch nicht durchgedrungen, sonst würden wir uns wohl kaum über den Schwund der so dringend benötigten Pflegekräfte wundern.

Eine Lösung läge darin, den Fokus auf das zu richten, was viele Menschen schildern, deren Motivation weiterhin hoch ist: Ich bekomme mehr zurück, als ich gebe. Es stimmt: Sogar in ihrer größten Not haben auf Hilfe angewiesene Menschen noch etwas zu geben. Das berührt mich sehr, und ich kenne diese Momente aus vielen Situationen. Sie sind ein Grund für dieses Buch. Ich möchte weitergeben, was mich meine Patienten gelehrt haben … und es damit für andere, die den Weg durch die Krise noch vor sich haben, leichter machen.

Immerhin kann ich es, mittlerweile am Kopf der Schlange, anders machen, doch ich weiß, dass es in vielen Kliniken bis heute kein »Guten Morgen« gibt. Dreißig Mal »Guten Morgen« und womöglich noch »Auf Wiedersehen«, was das Zeit kosten würde! Und Zeit ist Geld, das weiß doch jeder.

Aber stimmt das? Ist es nicht eher so, dass man mit einem Guten Morgen und einem Auf Wiedersehen ganz am Ende bei der Bilanz Geld spart, weil sich die Patienten gut aufgehoben fühlen? Im Gespräch lernt man sich kennen, so manche Fährte zu einer Diagnose wird hier gelegt. Kommunikation ist meiner Meinung nach eine der wichtigsten Aufgaben eines Arztes. Aber für viele ist es auch die schwierigste. Einigen jungen Medizinern ist gar nicht bewusst, dass der gute Kontakt zu ihren Patienten eine tragende Säule ihres Berufes ist. Dabei wissen wir aus der Psychoneuroimmunologie, die die Wechselwirkungen zwischen Körper und Seele erforscht, wie wichtig das Vertrauen für die Ankurbelung der Selbstheilungskräfte ist: Psychische Prozesse wirken unmittelbar auf unser Abwehrsystem und prägen dadurch unsere Widerstandsfähigkeit gegenüber infektiösen Erkrankungen und beeinflussen die Wundheilung positiv. Je entspannter ein Patient, je wohler er sich fühlt, je mehr Vertrauen er seinem medizinischen Umfeld entgegenbringt, desto größer sind seine Heilungschancen. Ich meine, dass ein »Guten Morgen« bei der Visite, verbunden mit einem »Wie geht es Ihnen?«, das absolute Minimum ist. Und man sollte jeden Patienten einmal berühren. Kurz eine Hand an den Körper legen. Allein dies beruhigt den Patienten, wie zahlreiche Studien zeigen. *Ich schaue nach dir. Ich kümmere mich um dich. Bei mir bist du in guten Händen.*

Zurück zu meinem Werdegang, denn so ein Arzt wollte ich werden, und dieses Ideal verlor ich auf keiner meiner weiteren

Stationen, was mir manchmal ein wenig Ärger einbrachte, aber auch viel Zuspruch. Nach einigen Jahren in Köln wechselte ich nach Oldenburg, mittlerweile als Oberarzt und Facharzt für Herzchirurgie. In Oldenburg operierten wir viele Menschen, die auf ein Spenderherz warteten. Um die Zeit zu überbrücken, bekamen sie Kunstherzen. Außerdem wurde ich hier zum Spezialisten für Gefäßchirurgie. Die Aorta, am Herzen beginnend, reicht bis in die Leiste, sie zu erneuern ist eine langwierige Sache. Meine längste Operation dauerte sechsundzwanzig Stunden.

Als ich zum zweiten Mal Vater wurde, wechselte ich an eine Klinik in Groningen, weil in den Niederlanden die Arbeitsbedingungen menschenfreundlicher sind als in Deutschland. Meiner Meinung nach kann das deutsche Gesundheitssystem vom niederländischen viel lernen – zum Wohle von Patienten und Ärzten. In Holland wird mehr nach Lebensqualität gefragt: Verbessert sie sich durch diese oder jene Maßnahme? In Deutschland steht die Machbarkeit im Vordergrund. So kommt es nicht selten gerade auf Intensivstation zu überflüssigen Maßnahmen, die Patienten nicht nur unnötig belasten, sondern ihnen auch schaden können.[2]

Eine Studie an einer deutschen Uniklinik zeigte, dass jeder zehnte Krebspatient auf einer Intensivstation in der letzten Woche seines Lebens reanimiert wurde. Ist das ein Zugewinn an Lebensqualität oder nicht eher eine Verlängerung des Leidens? Das Gleiche findet man bei schwer dementen Patienten, die auf Intensivstationen aufgenommen und künstlich beatmet werden, ohne dass es einen positiven Effekt für sie hätte. Ich möchte, dass wir die Frage nach der Lebensqualität in den Vordergrund rücken, nicht die nach der Machbarkeit, denn Machbarkeit ist oft der Grund für Quälerei, das sehen wir auch in unserem Leben außerhalb der Kliniken.

In Groningen war ich Mitglied in einem Herz- und Lungentransplantationsteam. Legte die noch schlagenden Herzen hirntoter

2 https://link.springer.com/article/10.1007/s00740-019-0288-8

Patienten still, entnahm die Herzen und setzte sie anderen Patienten ein. Nach acht Jahren führte mich mein Weg nach Maastricht und Aachen. Heute operiere ich in beiden Städten.

Von Anfang an hat mich interessiert, wie das Leben der Menschen nach einem Eingriff weitergeht. Das erfährt der Chirurg normalerweise nicht, die verschiedenen Abteilungen sind voneinander getrennt. Meiner Ansicht nach sollten wir sie miteinander verbinden. Wir können ja nur lernen, wenn wir wissen, wie es »danach« weitergeht.

Wie sieht das Leben nach einer Operation aus, wie gehen Menschen mit einer zweiten Chance um? Ich habe die Erfahrung gemacht, dass es kein guter Weg ist, so schnell wie möglich zur Normalität zurückzukehren – und es funktioniert auch nicht. Wenn wir uns unter Druck setzen, dass schnell alles wieder so sein soll, wie es vorher war, verpassen wir eine große Chance und in Bezug auf eine Erkrankung womöglich das Leben. Diese Erkenntnis gilt bei Krankheiten und Krisen. Doch wir leben in einer Zeit, in der das Unmögliche allzeit machbar sein soll. Wir sind doch so unglaublich fortgeschritten! Wir erkunden das Weltall, transplantieren mehrere Organe gleichzeitig … und bei uns selbst? In den Grenzen unseres Körpers? Kommt es da auf on-the-top an? Wenn etwas geschieht, das uns sagen lässt:

»Das Herz ist mir stehen geblieben.«

Auf diesem schmalen Grat, wenn das Leben stillzustehen scheint, balanciert dieses Buch. Denn das Herz steht nicht nur bei einer Herzoperation still. Es befindet sich auch bei einem Autounfall, einer Krebserkrankung oder einer Lebenskrise in einem Schockzustand – und so nennen wir das auch: »Das Herz ist mir stehen geblieben.« Es ist *mir* stehen geblieben, es gibt mich noch anderswo, etwas in mir ist stehen geblieben.

Doch manchmal bleibt alles stehen. Für einige Sekunden, Minuten oder eine lange Zeit. Es ist, als würde ein luftleerer Raum entstehen, ein Vakuum. Und in diesem Vakuum tauchen Fragen auf.

Woran misst sich Lebensqualität?
Haben wir ein Recht auf Gesundheit?
Wie können wir als Gesellschaft mit der Angst vor Krankheit und Ungewissem umgehen?
Und als Einzelner?
Wie viel bin ich wert, wenn ich nicht mehr so viel leiste wie früher?
Wer bin ich, wenn ich mich mit meiner Krankheit identifiziere?
Und wenn nicht?
Was kann ich aus einer Krise lernen?
Und wann sollten wir aufhören, gegen den Tod zu kämpfen?

Herzensangelegenheit

Eine tiefgreifende medizinische Behandlung beeinflusst nicht nur den Patienten und sein Umfeld, sondern alle, die damit in Berührung kommen, auch die Ärzte und das Pflegepersonal. Vor allem, wenn das Herz stillgelegt wird, ruft dies bei allen Beteiligten Emotionen hervor, die den Rahmen des Normalen sprengen. Deshalb ist es so wichtig, sie zu analysieren und ihnen einen guten Platz zuzuweisen, damit sie nicht verdrängt werden und an der falschen Stelle womöglich Schaden anrichten können. Eine gute Verarbeitung ist die Vorbereitung für ein gutes Leben danach.

Seit vielen Jahren erforsche ich nun, wie Menschen mit Diagnosen umgehen, welches Verhalten förderlich und welches hinderlich ist, und bin dabei zu interessanten Ergebnissen gekommen, die in der aktuellen Medizin noch nicht in die Praxis umgesetzt sind. Vielleicht ändert sich das, wenn wir unsere Studienergebnisse publizieren: Seit letztem Jahr untersuchen wir an der Klinik in Maastricht, wie sich Ängste auf den Heilungsverlauf auswirken. Wir typisieren die Patienten und bieten eine maßgeschneiderte Therapie an: personalisierte Medizin. Ängstliche Patienten benötigen eine andere Therapie als emotional stabile. Je besser vorbereitet die Patienten in die Operation und vor allem die Zeit danach gehen, desto mehr Lebensqualität werden sie sich zurückerobern können. Vor allem haben sie dann verstanden, dass es nicht allein auf die Operation ankommt, sondern maßgeblich auf die Zeit danach. Die meisten Menschen denken lediglich bis zur Operation – dann habe ich alles hinter mir. Das ist ein verhängnisvoller Trugschluss. Die Operation mag die Weichen in ein neues Leben stellen, doch ob es Fahrt aufnimmt, hängt vom Patienten ab und von den jeweiligen Bedingungen, dem Umfeld. Wenn wir krank werden, verändert sich nicht nur unser eigenes Leben. Eine Krankheit hat auch Auswirkungen auf unser Umfeld, das dann wiederum auf unsere Wahrnehmung von uns selbst wirkt – alles ist miteinander verbunden. Deshalb ist es ein Irrtum, wenn man glaubt, Krankheiten isoliert betrachten und behandeln zu können.

Ich freue mich sehr, dass ich Mitstreiter gefunden habe für mein Herzensthema, das vor bald zwanzig Jahren geboren wurde. In Holland wurde 2019 die Stiftung *Stilgezet* gegründet, um das Thema international bekannt zu machen. *Stilgezet* ist ein niederländisches Wort und beschreibt einen vorübergehenden Stillstand, bedingt durch eine medizinische Diagnose oder eine Lebenskrise.

Dieses Buch ist der zweite Schritt, viele weitere werden folgen, nicht nur theoretisch, medizinisch, sondern vor allem künstlerisch. Denn in der Kunst können wir vieles beschreiben, wozu der Wissenschaft die Ausdrucksmittel fehlen. Die Künste können Unaussprechliches benennen, Bilder dafür finden und sie zum Beispiel in Musik umsetzen. Liebe und Tod, Angst, Wut, Traurigkeit, Ohnmacht – all das kann auch ein Herzchirurg nicht wegoperieren. Die Kunst kann uns zu Erkenntnissen führen, die dabei helfen, das Erlebte zu verarbeiten und die Einsicht zu gewinnen: Ich bin nicht allein. Und im nächsten Schritt mithilfe der künstlerischen Umsetzung in ein neues Normal zu finden.

Mich selbst traf die Einsicht auf dem Weihnachtsmarkt in Oldenburg. Heute noch sehe ich mich an einem Feuerkorb neben einem Stand für gebrannte Mandeln stehen und in die Flammen schauen. Ich war nicht gut drauf, ein bestimmter Patient ging mir nicht aus dem Sinn. So kannte ich mich gar nicht, dass mir ein Schicksal so lange nachhing. Ich haderte damit und auch mit mir selbst. War es wirklich der richtige Weg, meine Patienten so nah an mich heranzulassen? Doch sie ließen mich ebenfalls an sich heran, es ist ein Geben und Nehmen. Verbindung braucht ein Du.

Die Aorta eines dreißigjährigen Mannes war bei einem Autounfall gerissen. Seine Chancen zu überleben standen sehr schlecht, zumal man ihm in der Notversorgung Blutverdünner gegeben hatte. Da kann man kaum nähen, das Gewebe ist wie Butter. Er war bei Bewusstsein, als ich ihn kennenlernte.

»Bitte helfen Sie mir«, bat er mich. Um ihn zu verstehen, beugte ich mich zu ihm, hielt mein Ohr an seinen Mund. »Ich habe drei kleine Kinder.«

Drei kleine Kinder. Die gingen mir nah, setzten sich fest in meinem Herzen, ich bin ja selbst Familienvater. Habe ich deshalb die sonst automatisch einrastende professionelle Distanz verloren? Die ja nicht kühl sein muss, ich kann zugewandt und herzlich sein und trotzdem professionell. Ich hatte schon viele Väter operiert. Weshalb streifte gerade dieser Patient tagelang durch mein Gemüt? Die Operation war erfolgreich verlaufen, doch er war auf der Intensivstation verstorben. Drei Kinder hatten ihren Vater verloren. An sie dachte ich, während ich ins Feuer schaute.

Plötzlich sprach mich jemand an. »Hallo, Doc.« Ich drehte mich um zu dem Pfleger, der wie ich über den Weihnachtsmarkt in der Nähe des Krankenhauses bummelte. Er war etwas älter als ich und sehr erfahren, wir mochten uns. Auffordernd hielt er mir seine Tüte verlockend duftender Mandeln unter die Nase, während wir ein paar Worte wechselten. Dann fragte er mich direkt: »Was ist los mit dir?«

»Was soll mit mir sein?«, fragte ich reflexartig zurück, während ich erst jetzt merkte, wie tief der Verlust dieses Patienten mich getroffen hatte.

»Du wirkst bedrückt«, sagte der Pfleger. »Das fällt auf bei einem, der sonst von Natur aus, sozusagen vom Namen her«, er schmunzelte, »gute Laune hat.«

Spontan wollte ich widersprechen. Wieso, was sollte mit mir sein, ich war doch okay. Oder? Ich nahm mir die Zeit, in mich hineinzuspüren, man könnte sagen, auf mein Herz zu hören. Der Pfleger sagte nichts, stand einfach neben mir. Schweigend schauten wir eine Weile in das Feuer. Dann erzählte ich ihm von meinem Patienten. Aufmerksam hörte er mir zu und sagte schließlich etwas, das ich nie vergessen habe: »Du musst nicht traurig sein, das liegt nicht in deinen Händen. Es liegt in den Händen Gottes. Er hat dafür gesorgt, dass dieser Patient zu dir kam.«

Von diesem Moment an spielte ich nie wieder mit dem Gedanken, mein eigenes Herz zu verschließen, um mit kühlem Kopf Leben zu retten. Ich erkannte, dass ich das auch mit einem fühlenden Herzen tun kann. Ich suchte aktiv nach einer Verbindung, so ähnlich wie die Herz-Lungen-Maschine während einer Operation. Meine Verbindung begann vor der Operation und endete nicht mit der Operation, wenn die Herzen meiner Patienten wieder schlugen. In welchem Takt? Ich interessierte mich für ihre neue Herzensmusik, für ihr ganzes Leben danach und merkte, dass die Prozesse, die da ablaufen, nicht auf Herzoperationen beschränkt sind, sondern auf jede Operation, auf jede Krankheit, jede Krise. Ich sah täglich, wie viel besser sie zurechtkamen, wenn sie gut vorbereitet waren und von Anfang an wussten, dass es kein altes Normal mehr geben würde. Und dass es vielleicht länger als erwartet dauern würde, bis sie sich ihr neues Leben erobert hätten. Indem sie sich damit beschäftigten, wich die Angst. Idealerweise waren sie neugierig auf das neue Normal, das ja wiederum nur eine Station sein würde auf ihrem Lebensweg. Manche meiner Patienten finden das Leben jetzt tatsächlich schöner, auch wenn es eingeschränkter ist. Sie fühlen es intensiver. Sie haben seinen Wert erkannt. Worauf es ankommt. Und auch ich fühlte mich seit jenem Abend auf dem Weihnachtsmarkt anders. Ein Feuer loderte in mir.

Mein Herzensthema war geboren.

Und jetzt wäre es schön, wenn ich auch Ihr Herz erreichen könnte.

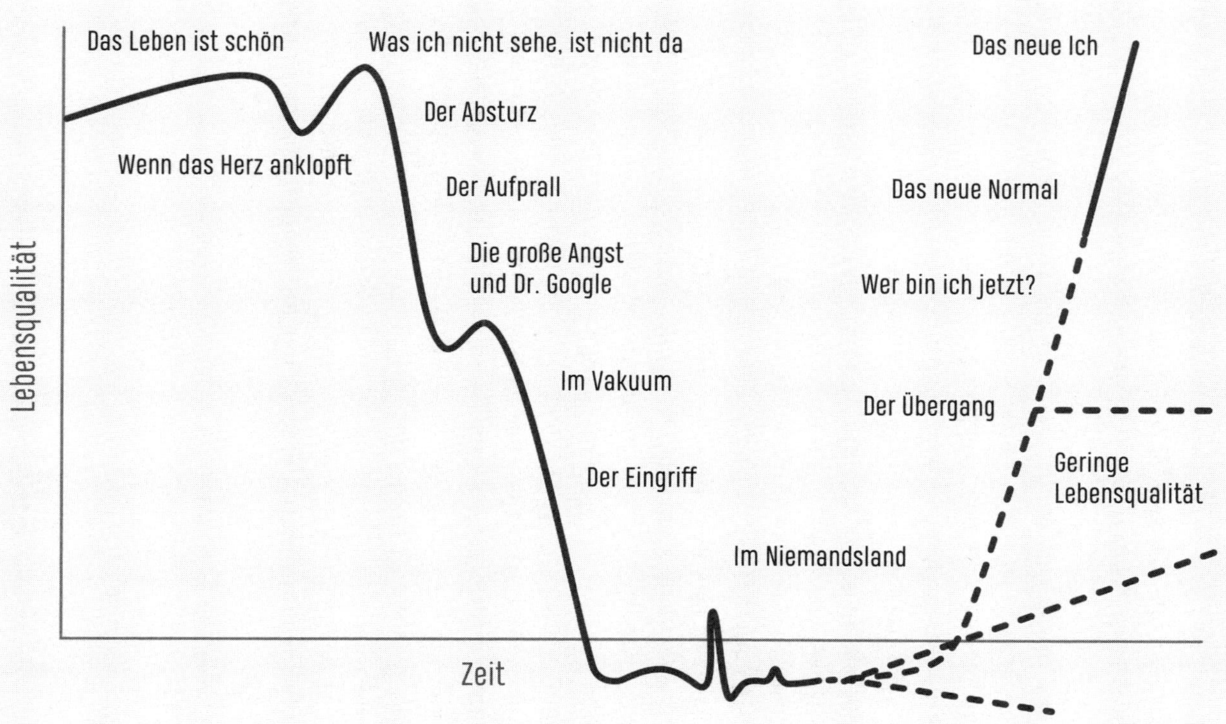

Lebensqualität
Das Leben ist schön
Wenn das Herz anklopft
Was ich nicht sehe, ist nicht da
Der Absturz
Der Aufprall
Die große Angst
und Dr. Google
Im Vakuum
Der Eingriff
Im Niemandsland
Zeit
Das neue Ich
Das neue Normal
Wer bin ich jetzt?
Der Übergang
Geringe
Lebensqualität

DAS LEBEN IST SCHÖN

Wann haben Sie zum letzten Mal wahrgenommen, dass das Leben schön ist? Einfach so: *Das Leben ist schön.* Ist es nicht verrückt, dass wir das schöne Leben oft erst im Nachhinein schätzen, wenn es zu verblühen droht? Wenn es bedroht wird? Ist das vielleicht sogar ein Merkmal des schönen Lebens, dass wir gar nicht merken, wie schön es ist? Idealerweise ist das der Normalzustand, und deshalb machen wir uns keine Gedanken darüber, höchstens wenn wir in Kontakt kommen mit Menschen oder Nachrichten, die zeigen, dass das Leben nicht für alle schön ist.

Natürlich gibt es Tage, an denen auch unser Leben mal nicht ideal verläuft. Zu viel Stress. Ein bevorstehender Zahnarztbesuch. Aber übermorgen ist alles wieder gut. Und dann geht es weiter, immer so weiter, vorausgesetzt, man zählt zu den Optimisten. Hin und wieder mag ein Gedanke auftauchen, dass einmal etwas Schlimmes passieren könnte. Der wird schnell weggeschoben. Hin und wieder mag tatsächlich etwas Schlimmes geschehen, was wir im Nachhinein, wenn etwas *wirklich* Schlimmes passiert ist, aber gar nicht mehr schlimm nennen: »Es war doch bloß eine Kleinigkeit. Wie konnte ich mich nur so darüber aufregen!« Ja, aus der Perspektive eines Heute in einer Krise war das Leben damals immer schön. Aber haben wir es tatsächlich so wahrgenommen? Waren wir im Jetzt?

Die Bühne des schönen Lebens ist der Augenblick. Das ist mir vor einigen Jahren einmal sehr bewusst geworden, als ich nach dem Aufwachen ganz automatisch zum Handy griff. Ich fütterte mein junges Heute mit den Nachrichten von gestern. Ferner beschäftigte mich die Zukunft, nämlich die Operation, die vor mir lag. Aber wo war eigentlich die Gegenwart? Dass ich jetzt gerade an diesem frühen Morgen bei mir zu Hause einen wunderbaren Kaffee trinken würde … nun ja, in zehn Minuten, ich war schon wieder vorausgeeilt. Aber dann, mit der Tasse Kaffee in der Hand konnte ich den Augenblick genießen, und er war so schön, dass ich noch ein paar dranhängte.

Seither verzichte ich morgens auf die Nachrichten von gestern. Eine Diät, die ich empfehlen kann! Ich gönne mir morgens einen Freiraum, eine Leerstelle, in der sich der neue Tag entfalten kann. Das tut gut, denn wenn der Tag erst einmal zu rennen beginnt, und bei mir rast er meistens, finde ich diese Zeit nicht mehr. Gewiss, ich könnte mir über einem geöffneten Brustkorb stehend vergegenwärtigen: Das Leben ist schön. Ich liebe meinen Beruf. Doch ehrlich … in so einer Situation gehen mir andere Dinge durch den Kopf: Wie schnell werden wir die Blutung stillen können …

Irgendwo beginnt es irgendwann auch in dem System des schönen Lebens zu bluten. Das ist normal. Das gehört zum Menschsein. Nur ein kleiner Riss. Eine kleine Verletzung. Sie kann vom Körper schnell repariert werden. Der Körper ist ein Meister darin, alles wieder heil zu machen. Diesen hochkomplexen Prozess kriegen wir gar nicht mit, obwohl viele verschiedene Zellen daran beteiligt sind, auch Botenstoffe und weitere Substanzen, die alle zusammenarbeiten, um einen defekten Bereich so schnell wie möglich zu reparieren. Alle ziehen an einem Strang. Am wichtigsten ist es, die Blutung zu stoppen, die bei so einem kleinen Riss natürlich minimal ist, nicht so wie bei einer Herz-OP, wenn das Blut schon mal bis an die Lampe spritzt.

Die Blutstillung geschieht durch Gefäßverengung und die Aktivierung der Blutgerinnung. Nach einer kleineren Verletzung wird eine Entzündungsreaktion ausgelöst, damit die Wanddurchlässigkeit der feinen Blutgefäße zunimmt. Dadurch tritt vermehrt Blutplasma aus. Mit diesem Sekret wird die Wunde gesäubert. Fremdkörper, Zelltrümmer und Bakterien werden ausgeschwemmt. Dabei helfen weiße Blutkörperchen als Fresszellen.

Im nächsten Schritt der Wundheilung beginnt nach einigen Tagen ein festes Netzwerk in das Wundbett einzuwachsen. Stabilisierende Eiweißfasern ziehen die Wundränder zueinander, sodass die Wunde schrumpft, um schließlich am Ende der Wundheilung in die Regenerationsphase überzugehen, die mehrere Wochen dauern kann, je nachdem wie groß die Wunde ist.

Was bleibt, sind Narben. Jeder von uns hat welche davongetragen, innerlich und äußerlich. Auf manche sind wir vielleicht sogar stolz. Andere haben wir vergessen. Doch der Körper vergisst nichts. Er weiß aber, dass wir bestimmte Dinge gern vergessen, und deshalb erinnert er uns manchmal daran. Klopft an mit einem Schmerz. Oder einer Einschränkung. Die wir als lästig empfinden. Es kann auch ein Verdacht anklopfen: *War deine Frau wirklich mit einer Freundin im Kino?* Oder eine Sorge: *Ob der Auftraggeber die Rechnung bezahlt?* Genauso wie unser Körper uns warnt, werden wir im Leben oft gewarnt. Selten geschieht etwas wie der Blitz aus heiterem Himmel. Wenn wir darüber nachdenken, später, wenn der Blitz uns getroffen hat, fällt uns auf, dass es Anzeichen gab. Wir haben sie nicht gesehen, nicht gehört, weil wir sie nicht hören und sehen wollen, weil wir wollten, dass alles so bleibt, wie es ist.

Diesem Wunsch ist es geschuldet, dass wir die Stimme unseres Herzens überhören. Immer wieder und wieder klopft es an. Aber wir haben keine Zeit. Immer wieder und wieder kompensiert der Körper. Repariert Blutgefäße, heilt Wunden, entspannt verkrampfte Muskulatur, alle diese Vorgänge sind Ergebnisse hochkomplexer Prozesse, die ablaufen, ohne dass wir etwas davon merken. Vielleicht fühlen wir uns mal einen Tag lang ein bisschen schlapp: »Ich bin heute nicht in Form.« Unser Immunsystem schlägt sich vielleicht gerade mit einer Armee Angreifer herum. Am nächsten Tag geht es wieder besser. Und wenn nicht, dann machen wir trotzdem weiter wie immer, weil das normal ist, und für irgendwelche Sperenzchen haben wir keine Zeit. Klar, wer hat schon Muße für eine Katastrophe? Doch davon lässt sie sich nicht abhalten. Hat sie uns nicht genügend Chancen eingeräumt, immer wieder und wieder? Was wir aber erst später merken, wenn überhaupt. Später ist man immer klüger.

Das weiß man sogar vorher, aber es nutzt nichts, wie wir in der Pandemie auch von Politikern hörten, die erklärten: »Später werden wir wissen, ob wir das Richtige getan haben.« Doch eine Pandemie klopft nicht mehr an wie ein erster Verdacht, eine Befindlichkeitsstörung, ein komisches Gefühl: Irgendetwas stimmt nicht. Wenn wir von einer Pandemie sprechen, ist es zu spät. Corona hätte uns nicht kalt erwischen müssen. Es gab warnende Stimmen, die auf das in Schieflage geratene Gleichgewicht zwischen Menschen und Natur hinwiesen. Doch sie wurden nicht gehört, weil das bedeutet hätte, die Komfortzone zu verlassen. Und lief nicht alles gut? Nein, es lief schon lange nicht mehr gut, der Rhythmus war bereits aus dem Takt geraten.

Wenn das Herz anklopft

Normalerweise schlägt das Herz sechzig bis achtzig Mal in der Minute. Es befördert täglich neuntausend Liter Blut und schlägt dabei rund hunderttausend Mal. Und das seit dem zweiundzwanzigsten Tag nach Ihrer Zeugung, als es seine Arbeit aufnahm.

Ihr Herz ist also in gewisser Weise älter als Sie selbst, denn Sie erinnern sich vermutlich nicht an diesen Augenblick. Seither schlägt und schlägt und schlägt es – meist unbemerkt. Vielen Menschen ist das so auch am liebsten. Wenn sie das Herz nicht spüren, ist alles in Ordnung, glauben sie. Umso schlimmer, *wenn* sie plötzlich etwas spüren, wenn das Herz aus dem Takt gerät. Ohne dass man etwas gemacht hätte, was es erklärt. Sport oder Aufregung oder Liebe. Da darf das Herz klopfen, da finden wir es normal. Wir sind gejoggt, das Herz klopft. Fast hätte uns ein Lkw die Vorfahrt genommen, das war knapp, das Herz schlägt bis in den Hals. Oder verwandelt sich in einen Schmetterling und flattert im Bauch, wenn wir verliebt sind. Doch wenn das Herz ohne ersichtlichen Grund ins Stolpern gerät, sind wir beunruhigt. Je nach Typ suchen wir sofort einen Arzt auf oder schenken der Sache keine Beachtung, bis es wieder und wieder anklopft.

Tatsächlich kann sich eine Herzrhythmusstörung im Bereich des Normalen abspielen. Sie ist schlichtweg eine Extrasystole. Unter Systole verstehen wir das Zusammenziehen des Herzmuskels bei Auswurf des Blutes aus den Herzkammern in den Kreislauf. Bei einer Extrasystole fährt das Herz eine Sonderschicht, vielleicht weil wir im Stress sind, übermüdet oder der Blutdruck gerade hoch ist. Ein Herzzyklus besteht aus einer Kontraktionsphase, der Systole, und einer Erschlaffungsphase, der Diastole, in der sich die Herzkammern wieder mit Blut füllen. Stolpert das Herz nur ein bisschen, merken wir das nicht. Gravierende Extrasystolen hingegen nehmen wir sehr wohl wahr, denn sie unterbrechen unseren normalen Rhythmus. Auch andere Ereignisse in unserem Leben können den Takt stören. Wie gehen wir damit um, wenn wir insgeheim wissen, dass das nicht von ungefähr kommt? Hören wir die Stimme unseres Herzens? Wie oft muss es anklopfen, ehe wir bereit sind anzuerkennen, dass da etwas ist, worum wir uns kümmern sollten?

Je hellhöriger wir sind, desto besser, denn wenn wir zu lange warten, kann aus einer kleinen Befindlichkeitsstörung eine große Sache werden. Aus einem kleinen Missverständnis eine schlimme Katastrophe.

Das Leben *muss* schön sein: Was ich nicht sehe, ist nicht da

Ach was! Da war doch nichts! Eine dünne Stimme flüstert vielleicht: *Doch, da war was.* Aber wir wollen sie nicht hören, weil das Leben schön ist und so bleiben soll. Und es bleibt so – bis zur nächsten Irritation. Viel Zeit kann zwischen beiden verstreichen oder nur wenige Tage, Stunden, Minuten, wie bei einem Infarkt. Krisen sind oft höflich, sie klopfen wie gesagt meistens an. Und dann klopfen unsere Herzen. Wir klammern uns an das, was ist, weil wir Angst haben, es zu verlieren, weil wir intuitiv spüren, dass es gefährlich ist. *Wir doch nicht, bitte, lieber Gott, mach alles wieder gut. Meine Frau und ich führen doch eine gute Ehe. Ich habe doch …* Das Wörtchen *doch* verrät die Angst und zeigt, wie sehr wir uns gegen die Tatsachen stemmen, die wir als Einbildung ignorieren möchten.

Nein, ich doch nicht. Es klopft ja bloß. Man meint, noch kann alles gut werden, was bedeutet: so bleiben, wie es ist. Das Leben ist schön. So ein bisschen Herzklopfen, das macht doch nichts.

Wenn das Herz schnell schlägt durch Stress oder Angst, ist das nichts anderes als ein Kompensationsmechanismus. Es schlägt schneller, weil es in der gleichen Zeit stets die gleiche Menge Blut pumpt. Doch wenn die Gefäße weit werden, wie es bei Angst und Stress der Fall ist, muss das Herz mehr Blut pumpen, entweder durch eine kräftigere Leistung oder höheres Tempo. Auch wenn wir Sport treiben, wird unser Puls schneller, um sicherzustellen, dass Füße und Kopf die nötige Blutmenge erhalten. Doch es gibt auch andere Gründe für einen erhöhten Herzschlag, zum Beispiel eine verengte Herzklappe, die einen Widerstand darstellt, gegen den das Herz anklopfen muss. Mit der Zeit bildet sich das am Herzmuskel ab, er wird dicker und dicker. Worüber sich ein Bodybuilder freuen würde, ist für das Herz nicht gesund. Dieser Reaktionsmechanismus kann in eine ernsthafte Krise führen. Betablocker sind angezeigt, um den Puls zu senken, eventuell eine neue Herzklappe.

Im Falle einer verkalkten Herzklappe fällt vor allem die Kurzatmigkeit auf. Man steigt eine Treppe hoch und bekommt schlecht Luft. *Ich müsste mal wieder Sport machen,* mag man denken, und tut es doch nicht, weil man eben so schlecht Luft kriegt. Luftmangel ist nicht immer einer Konditionsschwäche geschuldet. Er kann, abgesehen von einer defekten Herzklappe, auch andere Ursachen haben. Die nun anklopfen. Aber wir wollen sie nicht hören, nicht sehen, wir wollen in unserem Normal verweilen. Da kennen wir uns aus. Da ist es sicher. Da ist alles gut, glauben wir, während sich in Wirklichkeit etwas Unheilvolles zusammenbraut.

Ein halbes Jahr nach der Operation, manchmal auch erst zwei Jahre danach, hat sich das vorher vergrößerte Herz zurückgebildet. Zurück in das alte Normal? Nein, es schlägt in seinem neuen Normal. Je eher ein Patient auf die ersten Fehlermeldungen und Hilferufe seines Herzens, seines Körpers hört, desto unkomplizierter wird sein neues Normal sich gestalten.

Wenn Sie einmal zurückdenken: War es nicht oft so, dass nach dem sogenannten Schuss vor den Bug nichts geschah, dass es einen zweiten brauchte? Der dann aber trifft. Ein Konkurs wird verschleppt – wie viel einfacher wäre es gewesen, man hätte gleich reagiert. Eine eingeschlafene Beziehung wird über Jahre weitergeschleppt – wie befreiend wäre es gewesen, sich zu trennen. Viele Patienten begreifen erst nach dem zweiten Mal Krankenhaus, dass es ernst ist. Oder wie ernst es ist. Hautkrebs, man sollte nicht mehr an die Sonne. Ja, aber der Sommer ist so schön. Auch die Ernährung ist ein Thema, das man gern beiseiteschiebt. Man weiß, dass man gesünder essen sollte, aber es schmeckt halt so gut.

Ach, es wird schon gehen.

Doch wenn das Herz beteiligt ist, kann ein Wegschauen lebensgefährlich sein. Denn eines Tages versagen die Kompensationsmechanismen. Der Körper kann nicht mehr ausbalancieren, was sein Mensch ihm antut. Eine Beziehung hält den Betrug nicht mehr aus, ein Arbeitsverhältnis das Mobbing, ein Konto sein Minus, was auch immer es sein mag. Es ist eine Weile gut gegangen, auch wenn der Motor nicht mehr auf vier Zylindern lief. Am Ende waren es nur noch zwei oder einer, und dann ist die Panne nicht mehr zu beschönigen.

Wenn es die Gesundheit betrifft, kann die zweite Warnung die letzte sein, zum Beispiel bei einem Herzinfarkt. Für viele Menschen ist dies eine grauenhafte Vorstellung … und doch wissen sie gar nicht, wie das Herz funktioniert. Das ist geradezu symptomatisch. Wir beschäftigen uns nicht damit, wir hoffen, es möge gut ausgehen. Doch nur wenn wir uns auf alles vorbereiten, können wir auch gut reagieren. Also folgt jetzt hier eine kleine Herzkunde. Und keine Sorge, dafür genügt ein Absatz.

Der faustgroße Hohlmuskel, der zwischen zwei und zwanzig Liter Blut pro Minute durch den Körper pumpt, versorgt Organe und Gewebe mit lebensnotwendigem Sauerstoff und Nährstoffen. Diese enorme Leistung wird von zwei Kammern, rechter und linker Vorhof, und zwei Hauptkammern, rechter und linker Ventrikel geleistet. Das Herz pumpt sauerstoffreiches Blut über die Hauptschlagader, die Aorta, in die Arterien, diese verästeln sich bis in die kleinsten Blutgefäße, die Kapillaren. Im Anschluss fließt das sauerstoffarme Blut aus dem Gewebe durch die Venen zum Herzen zurück. Aorta: frisches Blut, Vene: verbrauchtes Blut. Im Herzen angekommen, wird das Blut in den Lungenkreislauf gepumpt und wieder mit Sauerstoff angereichert. Der Herz-Kreislauf beginnt von Neuem. Ein lebendiges Herz ist tief verwurzelt im Körper, und seine Blutgefäße sind verbunden mit jeder einzelnen der vielen Milliarden Zellen. Seine Bahnen reichen tief hinab in unser Innerstes und weit hinauf in unser Gehirn, mit Millionen von feinen und immer feiner werdenden Verästelungen. Der Herzchirurg und Autor Reinhard Friedl spricht in seinem Buch *Der Takt des Lebens* sogar von unserem wichtigsten Sinnesorgan. Vier Herzklappen regeln den Blutfluss. Wie Ventile sorgen sie dafür, dass das Blut nur in eine Richtung fließen kann. Der sogenannte Sinusknoten gibt den Rhythmus vor. Und der gerät gelegentlich aus dem Takt.

DER EINBRUCH

Ein Herzinfarkt klopft nicht höflich an, er fällt mit der Tür ins Haus, und zwar brutal. Gelegentlich schleicht er auch auf leisen Sohlen heran als sogenannter stummer Infarkt, der später als Zufallsbefund ans Licht kommt. Doch in der Regel ist der Herzinfarkt ein klassischer Fall von Alarmstufe Rot. Ohne darüber nachzudenken, legen wir die Hand auf die Brust, wenn wir erschrecken oder eine schlimme Nachricht hören.

Ein »normaler« Herzinfarkt geht einher mit starken Schmerzen im Brustraum, Angina Pectoris genannt, der in die Arme, den Rücken, den Bauch oder den Hals ausstrahlt. Schlagartig fühlen sich die Patienten mehr als schwach: völlig kraftlos. Sie sind blass, schwitzen und wissen in der Regel mit erschreckender Intensität, dass gerade etwas Lebensbedrohliches mit ihnen passiert. Auch starke Männer winken nicht mehr ab, geht schon, sondern keuchen gepresst: Notarzt. Und das ist die richtige Entscheidung, denn bei einem Herzinfarkt ist eine Arterie akut verschlossen.

Panik bricht aus, Todesangst – und sie ist gerechtfertigt. Die Patienten wissen, dass sie sofort Hilfe benötigen. *Schaffe ich es noch zum Telefon? Welche Nummer?* Sie spüren, dass Bewusstlosigkeit droht. Sie sind völlig allein; der Kampf um ihr Leben hat sie fest im Griff, und manchmal entkommen sie ihm nicht. Zahlreiche Patienten haben in so einer akuten Krise Herzrhythmusstörungen und werden in der Folge ohnmächtig und erst Stunden oder Tage später gefunden. Ihr Herz schweigt … für immer.

Viele Menschen glauben, der Herzinfarkt sei vor allem eine Männerkrankheit. Das stimmt nicht, doch der Herzinfarkt bei Frauen steht im Schatten, denn er geschieht häufig später als bei Männern, die durch einen Herzinfarkt aus den »besten Jahren« gerissen werden, während sie noch berufstätig sind. Der Herzinfarkt einer Rentnerin ist nicht so spektakulär, wie wenn der Vorstandsvorsitzende sich plötzlich mitten in der Aufsichtsratssitzung an die Brust greift, das Gesicht verzerrt und zusammenbricht. So wird es gern in Filmen gezeigt, und mittlerweile gehört es zur Allgemeinbildung, dass Brustenge und Schmerz im linken Arm auf einen Herzinfarkt hindeuten. Bei Frauen zeigen sich zusätzliche und andere Symptome, das macht den Infarkt bei ihnen so gefährlich: Unwohlsein, Übelkeit, Kurzatmigkeit – *Habe ich mir den Magen verdorben?* Diese falsche Fährte kann das Leben kosten, denn zu viel Zeit geht verloren, bis der Herzinfarkt diagnostiziert wird.

Doch was genau ist ein Herzinfarkt? »Die Pumpe streikt«, beschrieb ein Patient einmal sehr treffend diesen akuten Arterienverschluss, in dessen Folge der Herzmuskel abstirbt, was sich in Herzrhythmusstörungen äußert. Und dahinter steht ein langer Prozess, auch wenn der Infarkt von jetzt auf gleich zu kommen scheint. Die Risikofaktoren sind bekannt: hohe Cholesterinwerte, hoher Blutdruck, Rauchen, Alkohol, Übergewicht, Diabetes, Bewegungsmangel, Stress. Das alles führt zu einer Arterienverkalkung, der Arteriosklerose. Landläufig werden Ablagerungen in den Arterien als Verkalkungen bezeichnet, von Ärzten werden sie Plaques genannt.

Lange Zeit kompensiert der Körper die Verkalkungen. Sobald ein Gefäß hochgradig verengt ist, übernehmen andere, kleine Gefäße seine Funktion. Sie können sich stark vergrößern, um die neuen Anforderungen zu erfüllen. Ich nenne sie Kumpelgefäße. Einer lässt seinen Kumpel nicht im Stich, und gemeinsam tun sie alles, um den großen Kumpel, den Menschen, am Leben zu halten. Aber ein kleiner Kumpel allein schafft es nicht, die Aufgaben eines großen Gefäßes zu übernehmen. Deshalb gibt es ab einem bestimmten Zeitpunkt eine Dekompensation. Irgendwann ist die

Umleitung nämlich überlastet – das Resultat ist der Herzinfarkt. Oder davor, wenn die Kompensationsmechanismen beginnen zu versagen, Ohnmacht, Kurzatmigkeit. Ob ein Mensch das ernst nimmt oder lieber so tut, als wäre nichts gewesen, kann darüber entscheiden, wie lange er noch auf dieser schönen Erde weilt.

Spezialisten retten Leben

Viele Menschen glauben, Herzchirurg und Kardiologe seien dasselbe. Doch der Kardiologe nähert sich dem Herzen indirekt und nur von außen. Mithilfe von viel Technik erstellt er den Befund, der an den Herzchirurgen weitergereicht wird, falls eine Operation nötig werden sollte. Das tägliche Brot von Kardiologen sind EKG, Herzultraschall, Spiroergometrie, Herz-CT, Schluckecho und natürlich die Herzkatheter-Untersuchung und einiges mehr. Patienten mit Bluthochdruck, Herzrhythmusstörungen, Herzmuskelschwäche und Gefäßerkrankungen, aber auch Lungentumoren und Embolien sind bei ihm in guten Händen, denn die Kardiologie gehört zur Inneren Medizin, ist auf die Behandlung von Krankheiten des Herz-Kreislauf-Systems spezialisiert.

Einer meiner Brüder ist Kardiologe. Einen sehr schwierigen Fall überwies er einmal an mich und war dann bei der OP dabei, obwohl ihn eine Sekretärin aus dem Protokoll gestrichen hatte: Zweimal Dr. Natour, das musste ein Tippfehler sein, oder? Wenngleich mein Bruder als Kardiologe tagtäglich mit Herzen arbeitete, war er keinem jemals so nah gekommen, und das in einer Raumkapsel, denn daran erinnert ein Hightech-Operationssaal. Vor allem beeindruckte ihn, wie empfindsam das Herz auf die kleinste Berührung reagiert, wie fein die Gefäße sind, wenn man von innen mit der Lupenbrille draufschaut anstatt von außen auf dem Bildschirm im Herzkatheter-Labor. Seither, so sagte er mir später, würde er den Schlauch beim Katheter nicht mehr so rasch durchführen, sondern vorsichtig, tastend, immer die Innenansicht vor Augen.

Ich fände es gut, wenn Kardiologen während ihrer Ausbildung das Herz auch von innen kennenlernen würden. Ich bin sicher, ein Besuch bei einem einzigen Herzen genügt für einen lebenslang bleibenden Eindruck.

Bei Verdacht auf einen Herzinfarkt wird eine Ultraschall- und Herzkatheter-Untersuchung veranlasst. Wenn ein Gefäß verengt oder verschlossen ist, kann es während der Herzkatheter-Untersuchung mithilfe eines Stents repariert werden: Ein Metallrohr wird eingeführt. Ist das Gewebe bereits zu stark angegriffen, benötigt der Patient einen Bypass und wird in die Herzchirurgie überwiesen. Ein Herzinfarktpatient, der rechtzeitig im Krankenhaus landet, hat heute gute Chancen, es bald wieder zu verlassen und sein Leben ohne größere Einschränkungen fortzuführen. Nicht selten verdanken männliche Herzinfarktpatienten dies der Geistesgegenwart ihrer Ehefrau, die nicht lange fackelte, sondern rasch einen Notruf absetzte.

Wann immer wir in Not sind und wissen, dass wir Hilfe brauchen, suchen wir klugerweise einen Spezialisten. Kampagnen haben die Bevölkerung in den letzten Jahren über vielerlei gesundheitliche Risiken aufgeklärt. An zahlreichen öffentlichen Stellen befinden sich Defibrillatoren; man weiß, dass Darmkrebs über lange Zeit keine Beschwerden macht und dass man bei einem Schlaganfall keine Sekunde Zeit verlieren darf, um ärztliche Hilfe zu holen … wie auch bei einem Herzinfarkt, der ja letztlich nichts anderes ist als ein Gefäßverschluss im Herzen. Doch eine öffentliche Kampagne ist etwas anderes, als sich den schlimmsten Fall privat vorzustellen.

Auch wir Ärzte sind auf andere Menschen angewiesen. Ein Herzchirurg allein kann nichts ausrichten, er braucht sein Team für eine Operation. In der Not brauchen wir immer die anderen, und das sollten wir uns bewusst machen, es ist ein wichtiger Teil unserer Selbstfürsorge – und auch unserer sozialen Kompetenz, wenn andere unsere Hilfe benötigen. Wenn Ihnen irgendwo ein schwankender Mensch begegnet, heißt das nicht, dass er betrunken ist. Er könnte einen Schlaganfall erlitten haben. Und wenn er die Hand ausstreckt und um Hilfe bittet, will er vielleicht nicht einen Euro, sondern dass Sie für ihn einen Krankenwagen rufen.

Erste Hilfe

Es fällt uns relativ leicht, Hilfe anzunehmen, wenn wir dafür bezahlen. Dann bleiben wir nichts schuldig. Auch wenn wir zum Arzt gehen, können wir uns ohne Hemmungen hilfsbedürftig zeigen. Das ist schließlich ein Spezialist, der hat das studiert und wird dafür entlohnt. Andererseits legen manche Menschen größten Wert auf ihre Autonomie. Aber Menschen brauchen Menschen, vom Anfang des Lebens bis zum Ende. Ohne die Hilfe unserer Eltern wären wir nicht groß geworden.

Gegen den Versuch, der Abhängigkeit zu entgehen, indem man größtmögliche Autonomie anstrebt, ist im Prinzip nichts einzuwenden, solange uns bewusst ist, dass wir soziale Wesen sind mit einem sozialen Gehirn. Unser Gehirn ist so groß geworden, damit wir uns in einer Gruppe besser zurechtfinden. Es lotst uns durch Millionen oder vielleicht sogar Milliarden von Sinnesreizen, checkt ab, sortiert grob, knüpft Verbindungen, sortiert feiner und kommt in allerkürzester Zeit zu Ergebnissen, die unser Verhalten steuern. All das geschieht von Tausendstelsekunde zu Tausendstelsekunde rund um die Uhr. Unser Gehirn leistet Schwerstarbeit, und wir kriegen nichts davon mit.

Hätten wir keine Gruppe, wären wir allen Gefahren schutzlos ausgeliefert. Der Mensch ist ein soziales Wesen, benötigt den Kontakt zu anderen Menschen wie die Luft zum Atmen und ist nicht fürs Alleinsein geschaffen.

Und doch: Für viele Menschen ist es die schlimmste Vorstellung, auf andere angewiesen zu sein. In einer Krisensituation oder während einer Krankheit tritt genau das ein. Manchmal so extrem, dass sie uns helfen müssen, zu essen und zur Toilette zu gehen.

Und das kann jedem von uns passieren. Darauf kann man sich vorbereiten, ohne den Teufel an die Wand zu malen. Man kann das einmal für sich durchdenken. Wenn man seine Überlegungen zu lebensverlängernden Maßnahmen in einer Patientenverfügung niederlegt, ist es ein Liebesdienst an den Angehörigen, die dann nicht entscheiden müssen, was ihnen nicht zusteht. Es geht darum, die Verantwortung für sich selbst zu übernehmen.

DER ABSTURZ

Vor einiger Zeit reiste ich mit mehreren Kollegen nach China, um Mediziner vor Ort zu beraten, die ein großes Herz- und Gefäßzentrum planten. Ich konnte mir nicht vorstellen, dass eine Kopie unseres Systems funktionieren würde, weil wir von einem anderen Normal ausgehen. Also müssten wir uns entweder anpassen oder die Kollegen aus China eine Weile an unserem Zentrum ausbilden. Das war mir bewusst. Vor Ort war ich dann aber trotz meiner Bedenken überrascht, wie chaotisch es in diesem chinesischen Krankenhaus zuging. Wobei chaotisch jetzt meine Interpretation ist. In China war es normal, dass es beispielsweise keinen Wartebereich gab, sondern dass die Leute kreuz und quer auf dem Boden saßen. Der Klinikablauf funktionierte trotzdem. Er funktioniert in vielen Ländern, auch wenn sie nicht nach deutschen Standards arbeiten.

Nach deutschem Standard verlief mein Flug nach China auch nicht. Mein Sitzplatz war doppelt belegt. Der Kapitän höchstpersönlich entschuldigte sich bei mir. Wir waren uns gleich sympathisch, und so lud er mich ein, den Flug auf dem sogenannten Jump Seat im Cockpit zu verbringen. Was für ein tolles Angebot!

Mit großem Interesse verfolgte ich die Vorbereitungen vor dem Start. Aha, die hatten hier im Cockpit auch eine Checkliste, genauso wie wir im OP. Ich erinnerte mich, irgendwo gelesen zu haben, dass die OP-Checkliste jener aus der Luftfahrt nachempfunden wurde. Die medizinische mag banal klingen, doch letztlich rettet sie Menschenleben, wenn wir sie vor einer Operation im Team besprechen.

»Wir machen eine Knieoperation«, sagt die Chirurgin.
Alle nicken.
»Es ist das rechte Knie«, ergänzt die Chirurgin.
Alle wiederholen: »Rechtes Knie.«
Danach sinkt die Wahrscheinlichkeit, dass das linke Knie operiert wird, gegen null. Zur Sicherheit ist das rechte Knie zusätzlich markiert. Mit derlei Maßnahmen wurde auf verhängnisvolle Fehler reagiert. Mit einer Checkliste werden viele verhängnisvolle Irrtümer ausgeschlossen.

Vielleicht sind Sie alt genug, sich an die Flugzeugkatastrophe im März 1977 auf Teneriffa zu erinnern. Es kollidierten zwei Boeing 747, KLM und Pan-AM, mit insgesamt 644 Personen an Bord. Lediglich 70 Fluggäste überlebten das Unglück, von diesen erlagen neun später ihren Verletzungen. Wikipedia weiß es genau:[3]

> »Mit 583 Toten ist der Unfall einer der schwersten der zivilen Luftfahrt und bis heute der schwerste ohne direkte terroristische Beteiligung. Das KLM-Flugzeug startete ohne Startfreigabe und stieß während des Abhebens mit der noch auf der Startbahn rollenden Pan-Am-Maschine zusammen. Zum Unfall trugen eine durch dichten Nebel beeinträchtigte Sicht sowie die unzureichende und missverständliche Kommunikation zwischen den KLM-Piloten und der Platzkontrolle im Tower bei.
> Der Unfall war Auslöser für eine Reihe von Maßnahmen, die die Sicherheit deutlich erhöhten. So wurden verbindliche Formulierungen für den Funk eingeführt, Flughäfen mit Bodenradar ausgestattet und die Zusammenarbeit der Besatzungsmitglieder verbessert.«

Genauso ist es auch an Kliniken geschehen, und heute ist eine Operation ohne Checkliste nicht mehr denkbar. Ich bin davon

3 https://de.wikipedia.org/wiki/Flugzeugkatastrophe_von_Teneriffa

überzeugt, dass uns Checklisten in Krisensituationen einen großen Dienst erweisen. Doch man muss sie vorher machen. Ein Krisenstab, der seine Arbeit in der Krise definiert, hat sich zu spät gebildet. Besser ist es, sich im Vorfeld auf alle Eventualitäten vorzubereiten, wie das nachdrücklich auch Oliver Schneider, ehemaliger KSK-Offizier und Berater für Sicherheits-, Risiko- und Krisenmanagement, in seinem Buch *Der Wille entscheidet* schildert:

> »Eine Krise ist ein Angriff auf den Alltag: ein neuer, ungewohnter Zustand, für den man zunächst mal keinen Plan hat. Deshalb weiß man anfangs nicht, wie man sich verhalten soll – und macht womöglich fatale Fehler beim hektischen Ausprobieren von Flucht- und Lösungswegen, was dazu führen kann, dass man sich immer mehr verstrickt, sich selbst fesselt, Handlungsspielraum einbüßt. Man hat keine Erfahrungen für diesen Ernstfall, auf die man zurückgreifen könnte.«

Allen Krisen ist ein bestimmter Ablauf gemein, egal, um welche Art von Krise es sich handelt, ob viele Menschen daran beteiligt sind oder wenige, ob es ein ganzes Land betrifft oder eine Familie, eine Beziehung, die Gesundheit oder Finanzielles. Die Zukunft ist in Gefahr. Man weiß nicht, wie es weitergeht. Was gestern noch Gültigkeit hatte, ist heute fraglich.

Was tun? Wie verhält man sich richtig? Hat man überhaupt Einfluss auf den Lauf der Dinge? Eine Checkliste kann uns als Krisennavigator unterstützen. Wir können uns unsere eigene Checkliste für Notsituationen erstellen. Das ist enorm wichtig, denn wenn wir erst einmal in Not sind, können wir nicht mehr klar denken. Im Panikmodus geschehen manchmal schreckliche Dinge, die wir bei klarem Verstand niemals getan hätten. Die meisten Menschen erinnern sich an die eine oder andere Situationen, in der sie Dinge taten und sagten, die sie später bereuten.

»Ich war wie von Sinnen.« – »Ich war außer mir.«

Mord im Affekt, heißt es im Krimi.

In einer Notsituation sind wir tatsächlich »außer uns«. Doch wenn wir eine Checkliste für uns selbst definieren, bleiben wir wenigstens nicht allzu lange weg. Den Umgang mit Krisen kann man üben, indem man es sich in seiner Komfortzone nicht allzu bequem einrichtet, sondern sich hin und wieder vergegenwärtigt, dass es kein Recht auf ein Normal gibt und dass Krisen zum Leben gehören. Sie entstehen selten von jetzt auf gleich, die meisten haben eine Vorgeschichte. Diese sozusagen seismografisch so früh wie möglich wahrzunehmen gehört zum Krisenmanagement. Je mehr Zeit wir für Abwehrmechanismen verbrauchen, desto schlimmer kann es ausgehen.

Wenn die Krise ausbricht, herrscht erst einmal Chaos, das wird für einige Zeit das neue Normal sein, doch es ist nur eine Brücke. Unsere ersten Schritte in dieser Zeit legen die Richtung fest, unseren Plan, wie wir diese Krise bewältigen wollen. Ein Mensch, der vorbereitet ist, wird es leichter haben. Doch er ist nicht allein, und das Team ist nur so gut wie sein schwächstes Mitglied. Deshalb müssen sich alle Beteiligten in die veränderte Situation hineinfinden – und das kann dauern, wie wir in jüngster Vergangenheit weltweit erlebt haben.

Die Checkliste

An der Corona-Pandemie haben wir gesehen, wie viel Chaos ausbricht, wenn Checklisten für klare Abläufe fehlen. Virologen und andere Mediziner wie auch Tierärzte und verschiedene andere Spezialisten haben immer wieder gewarnt, dass wir auf eine Pandemie zusteuern. Doch ihre Stimmen wurden nicht gehört. Nun, nach den Erfahrungen durch Corona, wird an manchen Stellen bereits von der nächsten Pandemie gesprochen, mit der zu rechnen sei. Einige Leute arbeiten an den Verbesserungen der Abläufe, damit es beim nächsten Mal runder läuft. Es ist nun einmal immer wieder so, dass das erste und vielleicht auch zweite warnende Klopfen an der Tür nicht gehört wird: Es muss erst mit der Tür ins

Haus gefallen werden, und manchmal fällt dabei das ganze Haus in sich zusammen.

Und wenn wir selbst von Krankheit betroffen sind? Vor allem, wenn bei einer Untersuchung ein Zufallsbefund mit einer schlimmen Diagnose auftaucht, scheint sich die Erde aufzutun. Der Boden unter unseren Füßen wankt, alles stürzt ein. Je schneller wir wieder sicheren Boden unter den Füßen bekommen, desto besser. Eine Checkliste wirkt hier tatsächlich ein bisschen wie eine Lebensversicherung. Das ist wortwörtlich gemeint: Wir versichern uns, dass wir noch am Leben sind. Wir stürzen zwar in ein Loch, doch wir sehen uns nach einer Strickleiter um, nach Menschen, die uns helfen können. Auch wenn das alles eine Weile dauern mag, so gibt es ein gutes Gefühl, dass man vorgesorgt hat. Wie im OP. Dort nennen wir die Checkliste Briefing, und wir durchlaufen ein Standardverfahren zuzüglich verschiedener Szenarien, damit wir alle auf dem gleichen Wissensstand sind: Was haben wir vor, worauf müssen wir besonders achten, was geschieht, wenn Plan A nicht klappt und wenn Plan B auch nicht klappt und so weiter.

Ist die Lagerung des Patienten besprochen?
Ist die Operationszeit besprochen?
Ist der richtige Operationstisch vorhanden?
Sind alle Apparaturen und Instrumente einsatzbereit?
Sind die richtigen Implantate und Prothesen vorhanden?
Sind spezifische Sicherheitsmaßnahmen besprochen?
Ist die Blutgerinnung gut?
Welche Temperatur wollen wir fahren?
Werden wir das Herz stilllegen?
Wenn ja, werden wir auch den Blutkreislauf stilllegen?
Und wenn ja, wie werden wir das Gehirn mit Blut versorgen?
Wie genau schließen wir den Patienten an die Herz-Lungen-Maschine an?
Ist ein postoperatives Bett auf der Intensivstation frei?

Diese Frage könnten, nein, sollten wir als Erste stellen, denn wenn es kein Bett auf der Intensivstation gibt, können wir nicht operieren. Nach der OP muss der Patient intensivmedizinisch betreut werden. Viele Menschen haben während der Corona-Krise vergessen, dass wir ja nicht nur Intensivbetten für Corona-Patienten benötigen, sondern auch für den ganz normalen Krankenhausalltag. Betten für Unfallpatienten, für frisch Operierte, für Notfälle aller Art.

Wie sieht Ihre Checkliste aus? Was würden Sie selbst sich für Ihr Herz wünschen? Ja, haben Sie überhaupt schon einmal Kontakt aufgenommen?

Herzgespräch

Vielleicht möchten Sie einmal eine Hand auf Ihre Brust legen. Spüren Sie Ihren Herzschlag? Verweilen Sie eine Weile bei Ihrem Herzen und machen Sie sich bewusst, dass Sie der Spezialist, die Spezialistin für Ihr Herz sind. Vielleicht spricht Ihr Herz beim ersten Mal noch nicht zu Ihnen. Es hat ja auch lange genug gewartet auf diese erste Kontaktaufnahme. Wie schön, dass Sie von Ihnen ausgeht und nicht von einem Hilferuf des Herzens, einem ersten warnenden Klopfen. Indem Sie Kontakt zu Ihrem Herzen aufnehmen, nehmen Sie Kontakt zu sich selbst auf, Sie sammeln sich, Sie gehen in sich. Immer mehr Menschen praktizieren Achtsamkeitsübungen wie Yoga und andere Entspannungstechniken, um sich eine Insel zu schaffen in dieser wilden, hektischen Zeit. Eine Insel der Entspannung, auf die sie immer wieder zurückkehren können. Wer lange praktiziert, steht sicher und fest im Leben und wird nicht so schnell umgehauen, auch nicht von einer Krise.

Mit Yoga zu beginnen, wenn die Krise schon da ist, ist nicht schlecht, doch besser wäre es, davor begonnen zu haben. So könnte ein Punkt auf Ihrer Checkliste sein, was Sie heute tun, um unvorhergesehenen Ereignissen, die morgen und übermorgen Ihr Leben erschüttern könnten, zu begegnen.

In der Medizin wird weltweit zur Erfassung der Lebensqualität der SF 36-Fragebogen verwendet:[4]

Ein erster Anfang zum Gespräch mit sich selbst könnten die fünf Fragen des *Satisfaction with Life Scale Test* der amerikanischen Psychologen Diener, Emmons, Larsen und Griffin sein. Er ist ein weltweit häufig eingesetzter Fragebogen zur Lebenszufriedenheit und ermöglicht unkompliziert und schnell eine Standortbestimmung: »Wie geht es mir?«

1: starke Ablehnung
2: Ablehnung
3: leichte Ablehnung
4: neutral
5: leichte Zustimmung
6: Zustimmung
7: starke Zustimmung

	1	2	3	4	5	6	7
In den meisten Punkten ist mein Leben meinem Ideal nahe.	○	○	○	○	○	○	○
Meine Lebensbedingungen sind hervorragend.	○	○	○	○	○	○	○
Ich bin zufrieden mit meinem Leben.	○	○	○	○	○	○	○
Ich habe bisher die wichtigen Dinge, die ich mir vom Leben wünsche, auch bekommen.	○	○	○	○	○	○	○
Wenn ich mein Leben noch einmal leben könnte, würde ich fast nichts ändern.	○	○	○	○	○	○	○

Diesen Fragebogen finden Sie auf der Seite www.therapie.de unter »Psychologische Tests« und dort unter »Weitere Tests: Bin ich glücklich?« Wenn Sie ihn online noch einmal ausfüllen, erhalten Sie sofort und unkompliziert das Ergebnis.

4 https://heartbeat-med.com/de/wiki/sf-36-fragebogen/#r5bdo5bdofdydh60jfeom

KLARER KOPF IN DER KRISE

Wie notfalltauglich sind Sie? Können Sie außerhalb des Rahmens Ihres gewohnten Normalzustandes zielorientiert handeln? Auch wenn im Falle einer Krankheit zuerst einmal eine Lähmung eintritt, sollte doch langfristig ein Ziel angepeilt werden. Denn wenn wir uns ohnmächtig und handlungsunfähig fühlen, sind wir dauergestresst, und das tut nicht gut.

Lassen Sie uns noch einmal in ein Flugzeug einsteigen. Bevor es startet, erhalten die Passagiere Instruktionen für den Notfall. Keiner glaubt dran, dass es einen Notfall geben wird, außer vielleicht der blasse, kaltschweißige junge Mann in Reihe zwölf, dennoch nicken alle, während sie erfahren, wo sich die Schwimmwesten befinden und wie man sie aufpustet. Angenommen, es käme zum Notfall … diejenigen, die aufgepasst haben, wären im Vorteil. Und dennoch in großer Gefahr, denn diejenigen, die nicht aufgepasst haben, würden panisch reagieren und damit alles durcheinanderbringen. Sie haben ja keine Ahnung, was sie tun sollen. Sie würden die Ausgänge blockieren, wild um sich schlagen oder erstarren, zusammensacken.

Im Krankenhaus haben wir mehr Zeit als bei einem Flugzeugabsturz. In Gesprächen können wir auch jene Patienten erreichen, die zuerst nicht aufgepasst haben, die sich gar nicht damit befassen wollten, dass sie eine Schwimmweste anlegen müssten.

»Ich war doch immer gesund!«

Ja. Bis jetzt. Doch immer gesund in der Vergangenheit heißt nicht, dass das so bleibt bis zum Sankt-Nimmerleins-Tag. Diese Gespräche am Beginn der Erkrankung sind von enormer Bedeutung, damit der Patient nicht abstürzt, damit er einen klaren Kopf behält in der Krise, damit er weiß, wo die Schwimmweste ist, wann er sie anziehen und wann aufpusten soll und wo sich die Notausgänge befinden. In den meisten Fällen besprechen Patienten das mit ihren Angehörigen. Auch Mitpatienten können hier inspirieren, Leidensgenossen, von denen man lernen kann, weil sie vielleicht eine andere Sicht auf die Dinge vermitteln. Doch ein vertrauensvolles Gespräch mit einem Arzt wiegt doppelt. Ich glaube, dass vielen Medizinern dieser große Einfluss, den sie durch ihr Verhalten, durch ihre Zuwendung auf den Verlauf der Krise haben, gar nicht bewusst ist. Was vordergründig einen erheblichen Aufwand bedeutet, spart im weiteren Verlauf viel Zeit und auch Geld. Denn Patienten, die sich gut aufgehoben fühlen, reagieren anders auf die Behandlung. Wenn es ein inneres Ja zu den Maßnahmen gibt, wird keine Energie verschwendet. Stress ist ein enormer Energiefresser.

Stress macht krank

»Ich bin im Stress«, hört man allerorten. Die Stressreaktion ist eine Anpassungsreaktion des Körpers an außergewöhnliche Herausforderungen, damit wir Gefahrensituationen meistern können. Kurzfristig ist das eine prima Sache. Langfristig ist es zu vermeiden, und das fällt immer schwerer, denn wir sind insgesamt eine gestresste Gesellschaft, wenngleich Stress gerade nicht mehr en vogue ist und man eher betont, dass man völlig entspannt sei. Stress haben nur Leute, die ihr Leben nicht in den Griff kriegen, richtig? Und so haben wir Stress, weil es uns stresst, dass die anderen nicht merken sollen, dass wir Stress haben.

Stress bedeutet nicht nur, dass man überarbeitet ist, dass man zu viele Dinge auf einmal tun möchte, sollte, müsste. Stress ist eine Umschreibung für gewisse körperliche Prozesse. Das Gefühl von Stress ist das Resultat dieser Prozesse. Die Auslöser von Stress sind so vielfältig wie das Leben. Ein Umzug, die Pandemie, ein unangenehmer Anruf, eine Scheidung, ein Kollege, eine Krankheit, auch diffuse Ängste. Wenn alles gut läuft, baut sich das während einer Stressattacke ausgeschüttete Cortisol im Körper nach und nach wieder ab. Bleibt das Stressniveau hoch, bringt sich der Mensch in Gefahr, weil der zu hohe Cortisolspiegel zu weiteren körperlichen Reaktionen führt, die auf Dauer nicht dienlich sind. In einer Krise bleibt das Stresslevel oft über einen längeren Zeitraum sehr hoch und verschärft deshalb die Krise, denn dauerhafter Stress wirkt sich schädlich auf die meisten Organe aus, verändert unser Hormon- und das Nervensystem. Gibt es keine Erholungsphasen, kann sogar ein frühes Lebensende drohen.

Wichtige Indikatoren für Stressentstehung sind Kontrollverlust und Hoffnungslosigkeit: wenn Menschen das Gefühl haben, ihr Leben nicht mehr kontrollieren und planen zu können, und wenn sie glauben, dass dies auch in nächster Zukunft nicht besser wird. Außerdem treten Angstgefühle auf, bis hin zur Todesangst. Stress kann Angstgefühle steigern, denn der Glucocorticoid-Rezeptor für das Stresshormon Cortisol vermittelt verstärkt Angst. Angst spüren wir im Körper, egal ob die Gründe für diese Angst real oder irrational sind. Unser Herzschlag und die Atmung beschleunigen sich, unsere Schweißdrüsen steigern die Produktion, der Mund trocknet aus, die Hände zittern, und worauf es jetzt ankommt: Unsere Fähigkeit zum klaren Denken ist blockiert. Anstatt konstruktive Entscheidungen treffen zu können, lähmt uns ein diffuses Gefühl. Oder wir verfallen in Schockstarre. Selbst Menschen, die sonst mit beiden Beinen im Leben stehen, wie man so schön sagt, wissen nicht, wie sie in einer Ausnahmesituation reagieren würden. Aus diesem Grund trainieren Spezialisten, ob das nun Einsatzkräfte sind oder auch Extremsportler und ja, auch Chirurgen sollten das häufiger tun, immer wieder die Ausnahmesituationen, um sie in ihren Alltag zu integrieren und die Gefahr zu bannen, durch Stressreaktionen Fehler zu machen. Gestresst sind wir nicht Meister unserer Selbst. Das kennen wir auch aus dem Tierreich. In einer Notlage flüchtet das Tier, es verfällt in Schockstarre oder es greift an. Ich glaube, jeder von uns kann sich in seinem Leben an Situationen erinnern, in denen er auf eine der drei eben beschriebenen Weisen reagierte. Und sich danach womöglich fragte: »Wie konnte ich nur?«

Nun ist es keine schöne Aufgabe, sich selbst gedanklich vorzustellen, man sei in einer Krisensituation oder schwer erkrankt. Doch das Wissen um die in einer Notlage eventuell ausbrechende Lähmung kann uns vielleicht dazu motivieren, uns im Vorfeld damit auseinanderzusetzen. Einfach weil wir als Menschen damit rechnen müssen, dass Stress uns in unserer Handlungsfähigkeit, in unserer klaren Einschätzung der Lage blockiert. Das führt sogar dazu, dass wir unsere Umwelt anders wahrnehmen als sonst. Das Gehirn schaltet in seinen Notfallmodus, wenn es Gefahr wahrnimmt. Und Stress signalisiert Gefahr. Die Hormone Adrenalin und Noradrenalin werden ausgeschüttet. Um das Blut mit genügend Sauerstoff zu versorgen und es rascher zu den Muskeln der Oberarme und Oberschenkel zu pumpen statt ins Gehirn, weil wir am liebsten weglaufen oder zuschlagen würden, wird zusätzliche Luft in die Lunge gesogen – das schenkt uns mehr Kraft. Gleichzeitig werden Körperfunktionen, die bei Gefahr nicht von Nutzen sind, reduziert oder komplett abgeschaltet. Leider wird dabei auch unser komplexes Denken erschwert.

Für unsere Vorfahren waren diese körperlichen Prozesse lebensrettend: Nix wie weg! Oder: Hau drauf! Für uns sind sie oft aber nicht mehr zielführend. Andererseits sind die Prozesse, da sie unbewusst ablaufen, nicht steuerbar. Wenn wir allerdings wissen, dass sie automatisiert sind, können wir darauf reagieren. Denn was nutzt es uns, wenn wir nach einer schlimmen Nachricht tagelang körperlich in einem Zustand verharren, als wären wir auf der Flucht, oder schockstarr und handlungsunfähig sind.

Wenn wir uns vergegenwärtigen, wie viel Kraft der dauerhafte Stressmodus kostet, verstehen wir, wie wichtig es ist, gerade in einer Krise das Stresslevel zu senken. Bei chirurgischen Eingriffen ist eine gute psychische Vorbereitung auf die geplante Operation mit einer Reduktion postoperativer Komplikationen verbunden.

Aus Studien an chirurgischen Patienten weiß man, dass bei Eingriffen wie zum Beispiel einer Gallenblasen- oder Bypassoperation jene Patientengruppe längere Krankenhausaufenthalte, höhere Komplikationsraten und Wundheilungsstörungen aufweist, die am dritten Tag nach dem Eingriff über eine erhöhte Stressbelastung berichtet. Beobachtet wurde auch, dass ängstliche und depressive Personen bis zu vierfach verlängerte Wundheilungszeiten haben im Vergleich zu Personen, die besser imstande sind, eine psychische Stressbelastung zu verarbeiten.

Ein Patient, der viel Pflege benötigt, stresst übrigens auch das Personal. Immer weniger Personal für immer mehr Patienten … ein Dilemma, das nur allzu oft auf dem Rücken derjenigen ausgetragen wird, die einst mit hoher Motivation angetreten sind, um zu helfen, und nun ausgenutzt werden, weil sie es sind, die an vorderer Front stehend Nein sagen müssen. Wie soll das funktionieren, wie soll man da mit einem guten Gefühl in den Feierabend gehen, wenn man doch weiß, man hätte mindestens noch zwei Stunden auf der Station bleiben müssen, um all das zu tun, was noch nötig wäre. Auch mal eine Hand halten. Aber man war ja schon eine Stunde länger als geplant im Dienst … Hier sehen wir sehr deutlich, dass das Bestreben, Zeit und Geld zu sparen, in eine gefährliche Sackgasse führt. Das sollte uns als Gesellschaft bewusst sein. Denn eine unserer wichtigsten Fragen lautet: Wie wollen wir die Medizin der Zukunft gestalten?

Viele seit Langem schwelende Glutherde sind mit Corona zu Flächenbränden geworden. Das Pflegepersonal wird knapper und knapper, weil die Leute zu lange am Limit gearbeitet haben und irgendwann nicht mehr können, zumal ihre Leistung nicht adäquat bezahlt wurde. Weniger Personal bedeutet weniger Betten, weniger Betten bedeuten weniger Operationen, und weniger Operationen bedeuten mehr Kranke und … Tote.

Ab wann bei einem Menschen das Alarmlicht blinkt, ist individuell verschieden. Genau das wollen wir an unserer Klinik in Maastricht herausfinden, damit wir unsere Patienten da abholen können, wo sie stehen. Jeder Mensch ist unterschiedlich belastbar. Das hängt nicht nur von der psychischen Konstitution ab, sondern zusätzlich von vielen anderen Faktoren. Der Tagesform, wie wir geschlafen haben, unserem Hormonstatus, unserer Beziehung, dem Wetter und so weiter. Dennoch kann man in einem Gespräch herausfinden, wie resilient, wie widerstandsfähig ein Patient ist. Unser Ziel ist es, ihn so wenig wie möglich in Stress zu versetzen, weil Stress kontraproduktiv für den Verlauf seiner Erkrankung ist. Gewiss können wir einen Krankenhausaufenthalt nicht komplett stressfrei gestalten. Doch wir schauen sehr genau, was wir dem Patienten zumuten können und was nicht. Es ist erstaunlich, was Patienten im medizinischen Alltag oft an entwürdigenden Situationen aufgebürdet wird. Und es scheint kaum jemandem aufzufallen. An unserer Poliklinik bestärken wir die Patienten darin, Handlungsalternativen auszubilden. Idealerweise haben sie daran schon zuvor gearbeitet – mit ihrer eigenen Checkliste. Ein wichtiger Punkt ist es hier, den Patienten daran zu erinnern – und das sollte er auch ohne Anstoß von außen tun –, welche schwierigen Situationen er in seiner Vergangenheit gut gemeistert hat. Auf diese Erfolge sollte er sich konzentrieren. Die Fähigkeit zur Problemlösung und das Selbstbewusstsein sind Balsam für unser Immunsystem.

Allein ein Satz wie »Das ist bestimmt nicht die erste schwierige Situation in Ihrem Leben«, zu einem Patienten gesagt, kann ihn schon anregen, darüber nachzudenken … und ihn stärken. Ein kurzer Satz, der lange nachwirken kann.

Wie wichtig es ist, den Patienten vor Stress zu schützen, sollte auch den Angehörigen bewusst sein. Gewiss sagen sie: »Jetzt kümmere dich erst einmal darum, gesund zu werden.« Doch nicht selten treten sie mit Fragen an das Krankenbett, die den Patienten sehr belasten, auch wenn er es sich nicht anmerken lassen will. Das ist vor allem dann zu beobachten, wenn Ehefrauen der Generation, die es gewohnt war, dass ihre Männer alle Entscheidungen trafen, nun ohne den Mann zu Hause völlig überfordert sind und vielerlei Alltagsnöte ins Krankenhaus tragen: »Die Heizung funktioniert nicht, was soll ich wegen der Versicherung machen, der Rasenmäher ist kaputt, glaube ich.« Und er liegt im Klinikbett und ist verzweifelt, weil er zu nichts mehr taugt, und noch viel mehr, weil ihm das auch noch aufs Brot geschmiert wird. Wenn auch in bester Absicht: *Ich brauch dich*. Idealerweise packen die Angehörigen den Patienten in einen stressfreien Raum und halten in der akuten Krise erst einmal alles Belastende von ihm fern.

Es gibt auch Menschen, die kommen nicht in die Situation, von ihren Angehörigen gestresst zu werden, denn sie haben nur wenig Kontakt. Doch auch mit Kontakt kann man sich einsam fühlen, vielleicht sogar noch einsamer. Zum Beispiel, wenn man sich vor einer Operation fürchtet, das aber nicht aussprechen kann, und vor seiner Familie den Starken spielt, während man am liebsten weinen möchte. Keiner versteht einen. Die Welt steht kopf. Auch das ist eine tiefe Erfahrung von Einsamkeit.

Daten von Millionen von Menschen zeigen, dass Menschen, die sich einsam fühlen, ein um dreißig bis fünfzig Prozent erhöhtes Sterberisiko haben. Damit ist das Sterberisiko bei Einsamkeit vermutlich sogar höher als das Sterberisiko von Rauchern, Alkoholikern oder Menschen mit starkem Übergewicht, erläutert Professorin Bettina M. Pause in ihrem Buch *Alles Geruchssache*. Darüber hinaus ist Einsamkeit eine der wichtigsten Ursachen für die Entstehung einer Vielzahl von psychischen Störungen: Angststörungen, Depressionen, Demenz oder Schizophrenie gehören dazu. Soziale Isolation und Einsamkeit führen uns Menschen so effektiv und unmittelbar in psychische Störungen und einen frühen Tod wie vermutlich nichts Vergleichbares. Einsamkeit ist Stress pur. Hierzu zählt in der Stressforschung das dauerhafte Gefühl, keine Kontrolle über wichtige Aspekte des Lebens zu haben und insbesondere den wichtigsten Bereich im Leben nicht kontrollieren zu können: die Kontakte zu Menschen, die mit uns gemeinsam glücklich sein können und uns im Leid zur Seite stehen. Menschliche Nähe brauchen wir in einer Krise am allernötigsten, besonders, wenn wir schwer erkrankt sind. Und es ist wunderbar, wenn die Menschen, die uns begleiten, uns eine Weile in Watte packen können, bis wir selbst wieder in der Lage sind, den Rasenmäher anzuwerfen.

Die Fallhöhe

Wir haben eben darüber gesprochen, dass jeder Mensch individuell mit einer Krisensituation, einem Schicksalsschlag, einer schweren Erkrankung umgeht. Dabei spielt die Fallhöhe eine große Rolle. Wenn jemand aus einem rundum schönen, prallen Leben abstürzt und bislang noch wenig Erfahrungen mit Einbrüchen oder Scheitern gemacht hat, schlägt er härter auf. Er ist von der Dachterrasse gestürzt. Ein anderer wohnt gar nicht so weit oben, sondern im dritten Stock. Für ihn geht es nicht so weit hinunter. Wer im Erdgeschoss wohnt, zuckt vielleicht nur mit den Achseln: Das hätte es jetzt nicht auch noch gebraucht.

Im Kontakt mit den Betroffenen können wir aber nicht sagen: »Reißen Sie sich mal zusammen! Sie hatten ein so schönes Leben da oben auf Ihrer Dachterrasse, von morgens bis abends Sonne. Andere kennen das gar nicht, die wohnen im Souterrain.« Das Problem des Patienten von der Dachterrasse ist ja, dass er sich da unten nicht auskennt. Aber vielleicht hat er einen Krisennavigator und sich mit einer Checkliste für den schlimmsten Fall schon einmal auf diese Eventualität vorbereitet. Die Schlüsselfrage lautet: Was erwarten wir von uns selbst, wie wir diese Herausforderung meistern?

Jemand, der es gewohnt ist, auf der Sonnenseite des Lebens zu stehen, hat manchmal große Probleme, vor sich und anderen zuzugeben, dass er nun im Schatten steht. Hier ist es hilfreich, die Erwartungen an sich selbst kritisch zu hinterfragen. Meistens kommt man dann zu der Einsicht, dass man das Leben doch nicht so im Griff hat, wie man glaubte. Das kann sehr schmerzhaft sein, doch es wirkt auch entlastend. Es gibt gewisse Dinge, die haben wir nicht in der Hand. Wir haben es aber in der Hand, wie wir damit umgehen und ob wir auf die Dachterrasse beharren oder es uns in unserer Vorstellung auch im Erdgeschoss gemütlich einrichten können. Mit Garten natürlich! Zur Not tut es der Garten der Fantasie, der ist unbegrenzt.

Wenn Ärzte ihre Patienten darüber aufklären, wie sich ihr Leben durch die Erkrankung oder auch Operation verändern wird, sprechen sie häufig nur von Einbußen. So wie ein Banker, der seinem Kunden nach dem Crash rät, in Zukunft nicht mehr auf den Ferrari, sondern auf das Fahrrad zu setzen. Das ist zwar wichtig, weil wir die Tatsachen nicht beschönigen wollen, doch wir sollten uns nicht auf das Manko fixieren, sondern die Perspektive so weit wie möglich öffnen. Es wird nicht nur etwas verloren gehen, es wird auch etwas hinzukommen. Und wie wir das annehmen, wie wir es integrieren, das entscheidet darüber, wie unser weiteres Leben verlaufen wird.

Ganz allgemein konzentrieren wir uns in Zeiten der Veränderung vor allem auf das, was wir verlieren werden. Wir haben zwischendurch vergessen, dass nichts im Leben für immer bleibt. In einer Krise können wir lernen, den Wandel als zu unserem Leben gehörig zu akzeptieren. Das bedeutet in Bezug auf Krankheiten auch, dass wir sie nicht nur als eine Art Übergangsstadium im Alterungsprozess sehen – denn alt und krank, das gehört doch zusammen? Sondern dass wir den Fokus auf unsere Fähigkeiten richten. Manche werden wir erst im Lauf der Zeit entdecken, und das auch nur, wenn wir offen dafür sind. Eine schwere Krankheit kann man nicht rückgängig machen. Einen Konkurs kann man nicht rückgängig machen. Einen Unfall kann man nicht rückgängig machen. Doch wie wir unser Leben danach gestalten, das liegt immer in unserer eigenen Hand. Es setzt allerdings voraus, dass wir nicht mit aller Gewalt zurück auf die Dachterrasse wollen, sondern den Wandel akzeptieren.

Wenn wir später einmal unser Leben erzählen, staunen wir vielleicht selbst, wie oft wir die Wohnung gewechselt haben. Von der Dachterrasse ging es ins Souterrain, dann in einen Bungalow und schließlich wieder in eine Wohnung im zweiten Stock, was aber gar nicht schlimm war, weil wir ja schon Erfahrungen im Souterrain gesammelt hatten. Abwechslung macht das Leben interessant. Im Rückblick sind Krisenzeiten, falls wir sie gut gemeistert haben, die spannendsten. Von Menschen, die tief gefallen sind, lernen wir: Wie haben sie sich hochgerappelt? Sie können uns als Vorbild dienen. *Sieh an, es gibt auch ein schönes Leben außerhalb der Dachterrasse, und wer weiß, vielleicht ist die neue Erdgeschosswohnung mit Gartenanteil nach einer Weile auch nicht mehr die richtige Herberge, und ich ziehe auf ein Hausboot!*

In der Verteidigung der Normalität gegen den Wandel des Lebens schöpfen wir nur sehr wenige unserer Möglichkeiten aus. Es gibt so viele Spielarten, unser Leben zu gestalten! Das habe ich von Patienten gelernt, denen es gelungen ist, aus dem Manko eine neue Fülle erwachsen zu lassen. Wie der Gärtnermeister Kurt Peipe, der mit fünfundsechzig Jahren die Diagnose Darmkrebs erhielt und sich mit einem künstlichen Darmausgang zu Fuß auf den Weg von der dänischen Grenze nach Assisi in Italien machte. Er sagte niemandem, wie schwer krank er war, er wollte kein Mitleid. Jeden Tag marschierte er dreißig, vierzig Kilometer, schlief im Zelt, das er manchmal in einem Garten aufstellen durfte, wo er auch bewirtet wurde. Zuerst lehnte er das ab. Doch dann erkannte er, dass er damit Freundlichkeit und Großzügigkeit zurückwies und dass es beiden Seiten guttut, wenn Gaben angenommen werden. Der dreifache Familienvater lernte sehr viel über das Leben und die Menschen. Die Krankheit eröffnete ihm einen neuen Horizont. Als er am Ziel ankam, in Assisi, war er zu einem anderen Menschen geworden. Und dieser neue Mensch, den er sich erwandert hatte, war ihm so kostbar, dass er tatsächlich sagte: »Wenn ich die Wahl hätte, keinen Krebs und leben wie immer oder Krebs und alles, was ich in den paar Monaten erleben durfte – dann würde ich den neuen Kurt nehmen.« Kurz vor seinem Tod hat er ein sehr lesenswertes, leider vergriffenes Buch über seine Reise geschrieben: *Dem Leben auf den Fersen.*[5]

Auch Menschen, die eine schwere Krise, eine Krankheit überleben, sagen oft, dass sie im Rückblick dankbar sind für diese Zeit, weil sie sonst niemals dort angekommen wären, wohin die Krise, die Krankheit sie geführt hat. So ein Weg kann zwischendurch auch sehr schmerzlich sein. Ich kenne Patienten, die nicht nur eine Herzklappe verloren haben, sondern auch ihren Lebenspartner, der mit der Situation nicht zurechtkam. Doch sie haben sich vielleicht neu verliebt oder sich selbst neu kennengelernt und gemerkt, dass sie allein besser zurechtkommen. Wie dem auch sei … Menschen, für die das Glas halb voll ist, finden immer eine Geschichte, die zeigt, dass letztlich doch alles gut geworden ist. Sie haben es definitiv leichter im Leben, ähnlich wie diejenigen mit der Fähigkeit, die Ressourcen aus der Vergangenheit abrufen zu können. Manchmal lernen Menschen das aber auch erst in einer Krankheit. Sie erkennen, wie kostbar das Leben ist und dass es Quatsch ist, es sich mit so vielen blöden Kleinigkeiten zu vermiesen. Ja, mancher kommt durch eine schwere Erkrankung erst so richtig in die Spur seines Lebens. Und dorthinein fällt auch die Saat für die Zukunft. Heute säen wir, wie wir mit Krisen morgen und übermorgen umgehen, sodass wir uns morgen und übermorgen erinnern können, dass wir heute – das dann gestern ist – die Herausforderung gemeistert haben. Und daran gewachsen sind.

Gewiss, das ist der Idealfall. Auf dem Weg dorthin gibt es viele Stolpersteine. Doch es ist gut, sich ins Gedächtnis zu rufen, dass trotz aller schrecklichen Dinge, die wir nicht im Griff haben, unsere Einstellung zur Situation ganz allein unsere Sache ist. Und das ist mindestens die halbe Miete der Dachterrasse!

---

5 https://www.sueddeutsche.de/panorama/kurt-peipe-eine-geschichte-die-das-leben-schrieb-1.700984-2

DER AUFPRALL

Seit in der Medizin immer mehr bildgebende Verfahren eingesetzt werden, häufen sich die Zufallsbefunde. Bei einem Oberbauch-Ultraschall wird eine Leberzyste festgestellt, ein Wirbelsäulenröntgen bringt einen Tumor ans Licht und vieles mehr. Die Entdeckung einer sehr gefährlichen Zeitbombe, der krankhaften Aussackung eines Blutgefäßes, gehört zu diesen Zufallsbefunden. Früher erkannte man ein Aneurysma meistens zu spät. Heute sehen wir es beim Ultraschall oder Röntgen. Am häufigsten betroffen ist die Bauchaorta, aber auch Brust- und Gehirnarterien sind oft vertreten. Eine Operation ist ab einer gewissen Größe das Mittel der Wahl, denn bei einem Riss drohen lebensgefährliche Blutungen. In welcher Gefahr der Patient schwebt, ahnt er nicht, da Aneurysmen häufig keine Beschwerden machen. Oder wenn, dann können diese nicht zugeordnet werden wie beispielsweise Husten, Verdauungsbeschwerden, Kopfschmerzen.

Reißt das Blutgefäß, sind die Schmerzen enorm, man spricht von Vernichtungsschmerz. Es kann zum Kreislaufkollaps und Koma kommen.

In der Medizin kann so einem bösen Erwachen vorgebeugt werden durch einen Stent bei der Herzkatheter-Untersuchung oder eine Bypassoperation. Wird ein Aneurysma rechtzeitig erkannt und stellt sich der Patient zu regelmäßigen Kontrolluntersuchungen ein, dann hat er bei normaler Blutdrucksituation, die auch medikamentös herbeigeführt werden kann, gute Chancen. Reißt ein Aneurysma, steht es fifty-fifty.

In der Regel wachsen Aneurysmen langsam, ein bis zwei Millimeter im Jahr. Doch sie können auch einen Wachstumsschub erfahren. Und eines Tages ist es dann vielleicht so weit, und die Patienten werden in die Gefäß- beziehungsweise Herzchirurgie überwiesen. Sobald ein Aortenaneurysma einen Durchmesser von fünfeinhalb Zentimetern im Brustraum erreicht, steigt die Gefahr, dass die Gefäßwand einreißt. Die lebensrettende Operation ist schwierig, da das Gefäß auch während des Eingriffs reißen kann. Bei einem Aneurysma im Gehirn ist das Risiko noch höher, zumal es dabei zu irreversiblen Hirnverletzungen kommen kann.

In der Aortenchirurgie bin ich sehr erfahren und konnte schon vielen Menschen helfen. Solche Operationen sind deutlich anspruchsvoller, als beispielsweise einen Bypass zu setzen oder eine Herzklappe zu tauschen, auch wenn ich das nicht als Routine bezeichnen würde. Das wäre für mich die falsche Herangehensweise. Ein Eingriff kann, zumindest aus Sicht des Patienten, niemals Routine sein.

Bei vielen Krankheiten haben die Patienten Beschwerden, manchmal so starke Schmerzen, dass sie eine Operation geradezu herbeisehnen. Beim Aneurysma fühlen sie sich hingegen häufig fit, konsultieren wegen einer anderen Sache einen Arzt und wechseln dann innerhalb von Minuten die Seiten vom Gesunden zum Schwerkranken, ja sogar Todgeweihten, wenn es heißt: »Wir müssen Sie so schnell wie möglich operieren, sonst …« Innerhalb kürzester Zeit fallen sie aus ihrem Normal. Alles verändert sich. Das ganze Leben ist mit einem Schlag auf den Kopf gestellt. Nichts gilt mehr. Der Urlaub, der Umzug, das Wochenende, die Abifeier der Kinder … alles anders.

»Können wir das verschieben?«, fragen die Patienten manchmal, weil ihnen die Dringlichkeit nicht klar ist. Sie können sich das einfach nicht vorstellen, wo es ihnen doch so gut geht.

Wenn die Antwort »Lieber nicht« lautet, bin ich meistens schon informiert – oder ein Kollege, falls ich keinen Dienst habe. In manchen Situationen wird noch am selben Tag operiert oder am nächsten Morgen. Da bleibt kaum Zeit, um Gespräche mit den Angehörigen zu führen. Es ist wie bei einem Unfall, der trifft einen ja auch völlig unerwartet. Zu Hause topfit ins Auto gestiegen und zwei Stunden später mit Blaulicht in die Klinik: Frontal-Crash, Schockraum, Not-OP.

Ist der Patient bei Bewusstsein, sind die Gespräche mit dem Arzt sehr wichtig, um die brennenden Fragen zu beantworten, um Angst zu nehmen, ein realistisches Bild der Situation zu vermitteln und vor allem sich kennenzulernen. *Das ist der Chirurg, der mich morgen früh operieren wird.* Und umgekehrt: *Das ist der Mensch, dessen Herz ich morgen in meinen Händen halten werde.* Auch wenn man allgemeine Dinge klärt, wie die Operation im Detail verläuft, welche Komplikationen auftreten können, wie das Risiko eingeschätzt wird, was geschehen würde, wenn die Operation nicht gemacht würde und so weiter, schwingt dieses Wissen immer mit. Und so gehen dem Patienten nun zahlreiche Gedanken durch den Kopf …

Morgen schneidest du mich auf und schaust so tief in mich hinein, wie ich es selbst nicht kann und sonst auch niemand.
Bist du ein guter Chirurg?
Wirst du heute kein Glas zu viel trinken und früh zu Bett gehen, damit du morgen fit bist?
Wie oft hast du das schon gemacht?
Wie viele Patienten sind unter deinen Händen gestorben?
Kann ich dir vertrauen?

All diese Fragen gehen auch mir durch den Kopf. Ja, ich bin ein guter Chirurg und werde ganz sicher nicht zu viel trinken, früh ins Bett gehen und morgen total fit sein. Es wird für mich auch ein Abenteuer sein; selbst nach Tausenden Operationen ist diese eine OP morgen eine besondere. Es ist möglicherweise die wichtigste Krise im Leben meines Patienten, und spätestens morgen, wenn ich das Skalpell in der Hand halte, bin ich ein Teil dieser Krise. Wir sitzen in einem Boot.

Ich spüre es, wenn die Patienten mir ihr Ja schenken. Das ist immer wieder ein sehr besonderer Moment. Er wird nicht ausgesprochen, er schwingt im Raum. Ich bedaure es sehr, wenn vor einer Operation so wenig Zeit bleibt, doch bei akuter Gefahr müssen wir schnell handeln. Bei einem Akutpatienten verkürzen sich die Abläufe, für die andere Patienten Tage und Wochen Zeit haben, auf wenige Stunden. Manche Patienten finden das – aber nur im Nachhinein – gut, wenn sie auf der Station mit Leidensgenossen gesprochen haben, die sich wochen- oder monatelang auf den Eingriff vorbereiteten. Das ist ja keine ungetrübte Zeit, denn das Damoklesschwert der bevorstehenden Operation schwebt über einem. Andererseits kann diese Zeit genutzt werden, Stichwort Checkliste, und um sich zu stabilisieren. Mit Entspannungstechniken, Yoga, Meditation oder was auch immer. Auch Tanzen ist zu empfehlen, Musik sowieso, Spazierengehen, Tai-Chi, Qigong – das Angebot ist mittlerweile so umfangreich, dass jeder etwas finden kann.

Wenn mir ein Patient die Frage stellt: »Wie wird es mir nach dem Eingriff gehen?«, dann muss ich in vielen Fällen leider antworten: »Meistens schlechter als jetzt.«

Das ist das Verrückte. Der Patient fühlt sich wohl, er hat keine Beschwerden. Die Lebensgefahr wurde durch Zufall entdeckt. Das erinnert ein wenig an eine Krebstherapie. Da wissen die Patienten oft auch nicht, dass sie einen bösartigen Tumor in sich tragen. Sie haben keine Beschwerden, wähnen sich gesund und sehen gut aus. Erst wenn die Medizin ihre Geschütze auffährt, also quasi während der Behandlung und hoffentlich auf dem Weg zur Heilung, fühlen sie sich schlecht, und das merkt man ihnen an.

»Herr Doktor, verstehe ich Sie richtig, ich fühle mich vollständig gesund, bin aber todkrank. Und wenn ich mich nicht operieren lasse, bin ich morgen vielleicht tot, obwohl es mir gut geht. Wenn ich mich aber operieren lasse, geht es mir danach schlechter als jetzt.«

»Ja.«

»Und wenn nicht?«

Ich schweige.

»Um wie viel Prozent schlechter?«, fragt der Patient, er ist fünfundfünfzig Jahre alt.

»Zehn«, schätze ich.

Er denkt nach. »Zehn?«

Ich nicke.

»Na, das ist ja nicht so schlimm.«

Und schon verhandelt er mit der Krankheit. Er ist bereit, sein Schicksal anzunehmen. Nicht immer geht es so schnell, und ein Ja bedeutet nicht, dass es so bleibt. Schon in fünf Minuten kann der Patient zweifeln. Es geht hin und her, auf und ab, das ist das Kennzeichen einer Krise.

Die fünf Phasen der Krankheitsverarbeitung

Diese fünf Phasen gehen zurück auf die international bekannte Sterbeforscherin Elisabeth Kübler-Ross. Das klingt nur einen Moment lang seltsam, denn ihre Erkenntnisse sind übertragbar auf jede Krisensituation, insbesondere auch auf den Umgang mit einer Krankheit. Viele Menschen leiden in dieser Zeit unter extremen Stimmungsschwankungen. Sie kennen sich selbst nicht mehr. Wie in einer Achterbahnfahrt geht es auf und ab, auf und ab. Es erleichtert sie, wenn sie erfahren, dass dies ein normaler Prozess ist, wenn man aus seinem Normal gefallen ist.

Die fünf Phasen sind kein Fahrplan aus der Krise, es gibt kein getaktetes Nacheinander, sondern eher chaotischen Verkehr. Doch fünf Hauptstraßen lassen sich ausmachen, auf denen wir in einer Krise immer wieder unterwegs sind. Wir kreuzen andere Straßen, verlassen Wege, kehren zurück und alles wieder von vorne. Macht man sich diese fünf Phasen klar, fällt es leichter, Orientierung zu erlangen und behalten. Man kann darauf vertrauen, innerlich bereits aktiv mit der Bewältigung der Krise beschäftigt zu sein, auch wenn es äußerlich nicht so scheint.

Die erste Phase: Schock
Nachdem wir die Diagnose erfahren haben, können wir das Gehörte nicht fassen. Wir glauben und hoffen, es handle sich um einen Irrtum – vielleicht ein falscher Laborbefund? Man hat doch immer gesund gelebt. »Warum ich?« Eventuell hat man keine Schmerzen und bringt deshalb das Ergebnis der Untersuchung nicht mit sich selbst in Verbindung. Menschen in der ersten Phase sprechen von einem tiefen Loch, das sich vor ihnen auftut, sie stehen vor einem Berg, der Boden unter ihren Füßen wankt. Nichts hat mehr Gültigkeit.

Die zweite Phase: Verdrängung
Das, was da in unser Leben hereingebrochen ist, ist zu mächtig für uns. Wir können es nicht verdauen. Wir kämpfen dagegen an, wollen es nicht wahrhaben, verleugnen es vielleicht. Diese Phase der Konfusion mit Momenten des zögerlichen Begreifens der neuen Realität schont uns gewissermaßen. Die Nachricht ist zu groß, als dass wir sie auf einmal begreifen könnten. In dem Hin und Her unserer Gefühle verarbeiten wir sie in kleineren Stücken. So lassen sie sich nach und nach leichter integrieren.

Die dritte Phase: Wilde Gefühle
Wir sind wütend, ärgerlich, zornig, mutlos, traurig, alles auf einmal. Herumgeschleudert von unseren Gefühlen, werden wir anderen gegenüber vielleicht ungerecht. Wir sind uns selbst fremd geworden, haben uns verirrt im Dschungel der extremen Emotionen, sind eventuell ungeduldig, uneinsichtig und machen es anderen, die uns helfen wollen, gelegentlich schwer. Was uns dann wieder leidtut.

Auch die Angehörigen und Freunde durchleben diese Phase. Sie sind ja selbst betroffen, auch wenn sie keine Patienten sind. In gewisser Weise haben sie eine Doppelkrise zu bewältigen.

Wenn wir als Angehörige verstehen, dass die manchmal nicht netten Reaktionen zur Bewältigung der Krise, der Krankheit gehören, dann können wir besser mit ihnen umgehen. Hier ist es vor allem wichtig, Geduld zu haben. Mit sich selbst und mit anderen. Und außerdem die manchmal rüde Art des Kranken nicht persönlich zu nehmen.

Manche Menschen werden von existenzieller Verzweiflung gebeutelt. Andere ziehen sich in dieser Phase zurück, sprechen kaum mehr, rutschen in eine Depression. Denn was sind sie jetzt noch wert, als Kranke? Selbstzweifel nagen an ihnen. Das ist eine schwierige Situation im Familien- und Freundeskreis, die viel Verständnis, Fingerspitzengefühl und ja, Liebe, verlangt. Denn wenn sich die Angehörigen gekränkt zurückziehen, wird es für alle noch schlimmer.

Vergegenwärtigen Sie sich: Das ist eine Phase, auch wenn Sie sich im Moment vielleicht nicht vorstellen können, dass Sie jemals wieder rauskommen.

Die vierte Phase: Handeln und Verhandeln

Jetzt werden wir aktiv. Wir packen die Krankheit an. Wir versuchen, alles Mögliche in Bewegung zu setzen, um die Herausforderungen zu meistern, kümmern uns darum, Informationen zu beschaffen, sprechen mit anderen, erkunden alternative Wege. Vielleicht machen wir eine Wallfahrt, reden mit Gott, suchen Zeichen, dass es gut ausgehen wird. Wir wollen einen Handel mit dem Schicksal schließen: »Wenn ich gesund werde, verspreche ich, dass ich …«

Die fünfte Phase: Akzeptanz

Allmählich gelingt es uns, die Krankheit emotional zu verarbeiten. Nach und nach finden wir Wege in eine neue Normalität, jedenfalls wenn es gut läuft. Manchmal klappt es nicht, denn die Akzeptanz einer Krankheit stellt sich nicht automatisch ein; sie hängt von verschiedenen Faktoren ab. Oft bleiben Patienten in den ersten vier Phasen hängen und finden keinen Ausgang. Hier kann manchmal ein Hinweis helfen, das könnte eine Motivation sein, den nächsten Schritt zu tun und das neue Normal zu akzeptieren.

Es ist auf jeden Fall gesünder, nicht nur für den Patienten, sondern auch für seine Familie und Freunde. Ich erinnere mich an einen sechzigjährigen Patienten, der nach einem Herzinfarkt mit Reanimation zu einem ruppigen, unwirschen, sehr schlecht gelaunten Zeitgenossen wurde, unter dem seine Familie und vor allem seine Frau sehr litten. Obwohl er eine gute Prognose gehabt hätte, wenn er die Angebote zur Reha angenommen hätte, wies er alles zurück. Er wollte keinen Herzinfarkt gehabt haben, er wollte nichts mit all dem Quatsch zu tun haben, und basta. Auf keinen Fall würde er sich in einer Herzsportgruppe zum Kasper machen, auch mit einem Psychologen wollte er nicht sprechen, er war ja nicht verrückt. Überhaupt wusste er nicht, was seine Frau und die beiden Töchter dauernd an ihn hinredeten. Seine Frau wünschte sich inniglich, dass ihr Mann seine Krankheit akzeptierte, denn nur so könnten sie gemeinsam neu beginnen. Letztlich litt die Frau so sehr unter dem uneinsichtigen Verhalten ihres Mannes, dass sie selbst am Herz erkrankte. Doch auch dadurch konnte sie ihren Mann nicht zur Einsicht bringen. Tragischerweise erlitt sie schließlich selbst einen schweren Herzinfarkt und verstarb in der Klinik, wie mir ihre Töchter in einer Mail schrieben. Mein ehemaliger Patient, der ohne seine Frau im Alltag nicht zurechtkam, musste in ein Pflegeheim ziehen.

Wie lange es dauert, die vorgenannten fünf Phasen zu durchleben, ist von Mensch zu Mensch, von Patient zu Patient unterschiedlich. Es hängt auch davon ab, wie schwer eine Erkrankung ist, ob es Rückschläge gibt und so weiter. Für viele Patienten ist es eine Erleichterung, wenn sie sich ihren chaotischen Gefühlen nicht mehr nur noch ausgeliefert fühlen, sondern eine Struktur erkennen können: *Das Chaos gehört zum Krisenmanagement, ich bin auf einem guten Weg – auch wenn es sich im Moment vielleicht nicht so anfühlt.*

Selbst wenn wir eine Krankheit nicht ungeschehen machen können, so können wir doch lernen, mit ihr zu leben und ein neues Normal zu erschaffen.

Der tiefgekühlte Patient

Mein nächster Patient, Luca, musste sich sehr früh in ein durch Krankheit geschmälertes neues Normal einfinden. Und nun war dieses noch einmal brüchig geworden. Den mittlerweile sechsunddreißigjährigen Patienten aus Italien hatte ich vor acht Jahren schon einmal operiert, damals studierte er noch in Deutschland. Als Marfan-Patient brauchte er eine zweite Operation: Es kommt bei dieser erblich bedingten Erkrankung häufiger vor, dass die Aorta Stück für Stück erneuert werden muss.

Marfan-Patienten leiden an einer Bindegewebsschwäche. Da Bindegewebe überall im Körper anzutreffen ist, sind viele Organe und Körperstrukturen davon betroffen, sehr oft das Herz und die Gefäße, vor allem die Hauptschlagader, die Aorta. Je nachdem, wo sie reißt, wird die Gefährlichkeit eingestuft. Befindet sich der Riss in den Halsgefäßen, kann daraus ein Schlaganfall oder Hirntod resultieren. Reißt sie zum Herzen hin, also an der Kranzschlagader, kann ein sehr schwerer Herzinfarkt die Folge sein. Die Herzklappe, die sich in der Aorta befindet, verliert durch den Riss ihren Halt und beginnt zu lecken. Dann bekommt das Herz massive Probleme, da es das Blut nicht mehr gut wegpumpen kann. Es kann auch so viel Blut in den Herzbeutel fließen, dass das Herz an seinem eigenen Blut erstickt, es kann nicht mehr pumpen. Die Aorta kann auch komplett reißen. Das ist dann ein Todesurteil.

Als ich Luca kennenlernte, war bei dem damals Achtundzwanzigjährigen die Aorta gerissen, obwohl er unter engmaschiger Überwachung stand und alle paar Monate die Aorta kontrollieren ließ. Immerhin wusste er den Vernichtungsschmerz zu deuten, und mit meinem Team schaffte ich es, sein Leben zunächst einmal zu retten. Dass es danach wieder so schön wurde, verdankte er nicht nur sich selbst, sondern vielen Menschen, die ihm beistanden, auch bei uns an der Klinik, in der Reha und unter seinen Freunden.

Leider war die Sache nach dieser großen achtstündigen Operation für Luca nicht ausgestanden. Der Rest seiner Aorta erkrankte weiterhin und drohte nun im wahrsten Sinne des Wortes zu explodieren. Nach einer Operation entstehen meistens Verwachsungen im Gewebe. Die Aorta sitzt normalweise unterhalb des Brustbeins. Doch wenn sie schon einmal operiert wurde, hängt sie durch die Verwachsungen förmlich am Brustbein. Wenn ich das Brustbein meines Patienten aufsägte, würde ich direkt in die Aorta hineinsägen. Und das wäre eine Katastrophe. Eine Blutung kann man stillen, indem man einen Finger auf das Loch legt. Doch manchmal reicht ein Finger nicht aus, es müssen zwei sein oder drei, aber dafür gibt es vielleicht nicht genug Platz, und das Loch wird größer, der Patient verliert immer mehr Blut. Wenn das Herz leer und leerer wird, kann es nicht gut pumpen. Das ist einer der Momente, die man lieber nur theoretisch durchdenkt. Doch sie kommen vor. Und dann muss man ganz schnell handeln. Oder eben gewissenhaft seine Checkliste bearbeitet haben, damit diese Risiken im Vorfeld ausgeschlossen werden.

Aber es gibt ja eine Checkliste, mit deren Hilfe solche Risiken schnell aufgedeckt werden. Also Plan B. Den Patienten sofort an die Herz-Lungen-Maschine anschließen, und zwar über die Leistengefäße, die häufig als Zugang in den Körper genutzt werden, so auch bei einer Herzkatheter-Untersuchung.

Heute werden sogar Herzklappen über die Leiste eingesetzt. TAVI heißt dieses noch relativ neue Verfahren: *Transcatheter Aortic Valve Implantation*.

Während die Anästhesistin unseren Patienten Luca ins Land der Träume schickt, erzähle ich Ihnen kurz etwas über Herzklappen, denn sie gehören zu den mechanisch am meisten beanspruchten Teilen unseres Körpers. Bei jedem Herzschlag öffnen und schließen sie sich und kontrollieren wie Ventile den Blutstrom durch unser Herz, einhundertausend Mal pro Tag! Besonders stark wird hierbei die Aortenklappe beansprucht. Sie kontrolliert am Übergang der linken Herzkammer zur Aorta den Blutfluss des sauerstoffreichen Blutes aus dem Herzen in den Körperkreislauf. Wenn die Herzklappe verkalkt oder verhärtet ist, was mit steigendem Alter oder aufgrund anderer Ursachen der Fall sein kann, muss der Herzmuskel stärker pumpen. Es kommt zu einer Verringerung der Leistungsfähigkeit; Patienten klagen über Atemnot bei Belastung, Herzschmerzen und Schwindel. In einigen Fällen muss die Klappe ersetzt werden. Jahrzehntelang geschah das über die Eröffnung des Brustkorbes bei einem stillgelegten Herzen. Die Herz-Lungen-Maschine übernahm den Job. Mit TAVI haben wir nun seit einiger Zeit eine schonendere Möglichkeit für inoperable Hochrisikopatienten und Ältere. Nicht einmal eine Vollnarkose ist nötig, da der Eingriff unter örtlicher Betäubung durchgeführt wird. Morgens eine neue Herzklappe, abends zu Hause.

Von so etwas konnte mein Patient Luca nur träumen. Er hatte eine sehr viel schwerere Operation als »nur« eine neue Klappe vor sich.

Mittwoch, 8:50 Uhr

Mittlerweile ist Luca komplett verkabelt und schläft auf dem OP-Tisch. Noch einmal vergewissere ich mich, dass jeder im Team bereit ist, die Skizzen an der Wand studiert hat, der letzte Check gemacht ist. Im Anschluss verwandeln wir den Körper von Luca wie auch unsere eigenen und das Umfeld des OP-Tisches in ein steriles Gebiet. Während mein Assistent und ich uns waschen, wird unser Patient ebenfalls gewaschen und steril abgedeckt. Die Schläuche der Herz-Lungen-Maschine werden an den Tüchern fixiert.

Im Operationssaal piept es. Biep, Biep, Biep, dieser Ton wird uns in den folgenden Stunden begleiten. Es ist ein guter Ton. Er signalisiert uns, dass alles in Ordnung ist. Sollte er sich stark verändern, sind wir in Alarmbereitschaft. Biep, Biep, Biep, etwa fünfzig Mal in der Minute. Wegen der Narkose schlägt das Herz langsamer als gewöhnlich.

»Frau Kollegin Anästhesie, dürfen wir beginnen?«

»Ja, wir können beginnen.«

Wir legen einen etwa fünf Zentimeter großen Schnitt in der Leiste, präparieren die Gefäße frei. Das Blut des Patienten ist mit Heparin stark verdünnt, damit keine Gerinnsel entstehen. Wir verbinden die Gefäßkanülen mit den Schläuchen der Herz-Lungen-Maschine. Der Kardiotechniker, auch Perfusionist genannt, meldet: »Maschine am Patienten, keine Probleme, voller Flow!«

Nun hat die Maschine übernommen. Das Herz arbeitet zwar noch, muss aber nichts mehr leisten. Wir beginnen, den Patienten zu kühlen. Da wir Verwachsungen und schwierige Verhältnisse im Brustkorb erwarten, müssen wir runter auf 22 Grad Celsius. Die Narbe über Lucas Brustbein wird herausgeschnitten, die alten Stahldrähte werden entfernt. Mit einer Stichsäge säge ich das Brustbein auf, denn auf mittlerer Höhe ist die Aorta mit dem Knochen verklebt. Bei 28 Grad stoppt der Perfusionist die Herz-Lungen-Maschine. So wird der Druck in der Aorta weggenommen, und wir können den Brustkorb eröffnen. Das geschieht rasend schnell, da der Patient drucklos ist. Die Aorta ist offen, wird rasch mobilisiert und vom Knochen gelöst. Blutsauger sorgen für klare Sicht. Wir vernähen den Defekt in der Aorta, den wir herbeiführen mussten, um eröffnen zu können, weil sie ja mit dem Knochen verklebt war. Deshalb war es so wichtig, schnell an die Herz-Lungen-Maschine zu kommen. Sie ist unser Sicherheitsnetz.

Die eigentliche Operation steht Luca und uns noch bevor. Wir starten die Herz-Lungen-Maschine und kühlen den Patienten weiter bis zur Zieltemperatur 22 Grad. Drei Minuten Anspannung. Biep, Biep, Biep. Wir holen tief Luft, alles wieder im grünen Bereich. Top Team, denke ich. Später werde ich es sagen. Jetzt konzentrieren wir uns erst mal auf die nächsten Schritte: Die Halsgefäße und der Aortenbogen werden freipräpariert, dazu gehört mein altes Operationsgebiet von vor acht Jahren am Beginn der Aorta. Wir sehen die alte Prothese. Sie sieht gut aus. Heute erhält Luca einen Ersatz des Aortenbogens. Außerdem werden wir alles für die dritte Operation vorbereiten, denn einen Ersatz der absteigenden Aorta bis in den Bauch hinein wird er in den nächsten Jahren zusätzlich benötigen. Am Ende seines hoffentlich langen Lebens wird fast seine gesamte Aorta erneuert sein, die ihn Stück für Stück im Stich gelassen hat.

Als die Temperatur 22 Grad erreicht hat, legen wir den Kreislauf still. Drei kleine Schläuche sorgen für Blutzufuhr in die Halsgefäße – auf diese Weise wird das Gehirn mit Blut versorgt, während das Herz und der Rest des Körpers ausgeschlossen und ohne Blut verbleiben.

Nun sehen wir in die Aorta hinein. Der Befund des CT-Scans bestätigt sich: Die Aorta ist eingerissen. Durch die Marfan-Erkrankung ist das Gewebe bei Luca sehr schwach.

Wir schneiden den Aortenbogen heraus und werden ihn mit einer kombinierten Prothese, einem Dakron-Teil mit einem Stent, ersetzen. Der Stent wird in die absteigende Aorta eingeführt und dort frei gelassen. So stützt er das Gefäß in diesem Bereich und dient zugleich als Anschlussmöglichkeit für den nächsten Schritt. Da der Stent an einen Elefantenrüssel erinnert – er wird in der Aorta verbleiben –, heißt diese Operationsmethode *Frozen Elephant Trunk Technique.*

Wir vernähen die Prothese mit der umliegenden Aortenwand. Nach Vollendung dieser Verbindung, Anastomose genannt, wird eine Kanüle an dem Dakron-Arm der Prothese angebracht, und die Herz-Lungen-Maschine nimmt die Versorgung des Körpers wieder auf. Langsam wird die Temperatur des Blutes Richtung 36,5 Grad erwärmt.

Als Nächstes verbinden wir den Dakron-Teil mit der alten Prothese. Nun ist das Herz auch angeschlossen, wird ausgiebig entlüftet und darf wieder mitspielen. Es zittert vor Kälte und flimmert. Bei etwa 26 Grad lässt es sich defibrillieren. Ein Schrittmacher sorgt für einen regelmäßigen Rhythmus, da ist es wieder: Biep, Biep, Biep.

Die nächste Herausforderung besteht aus dem Anschluss der Halsgefäße in der Bogenprothese. Dabei darf keine Luft ins Gehirn gelangen! Nun ist Luca wieder warm, das Herz und die Lungen arbeiten gut. Wir starten den Rückweg, indem wir die Herz-Lungen-Maschine ausschleichen. Die Blutverdünnung wird mit einem Gegenmittel, Protamin, aufgehoben. Es muss eine ausführliche Blutstillung durchgeführt werden. Schließlich werden die Kanülen in den Leistengefäßen herausgezogen, die Wunde wird geschlossen. Wunddrainagen werden eingebracht. Die Narkoseärztin ist sehr zufrieden, das Herzecho zeigt gute Funktion. Die OP-Schwestern haben das Material kontrolliert. Meldung: alles gut, alles stabil, alles vollzählig.

Wir können schließen. Mittels Stahldrähten wird das Brustbein vereinigt und die Wunde in Schichten zugenäht. Ich trete aus dem sterilen Bereich, ziehe mir die Handschuhe aus und gehe zum Telefon, um Lucas Familie anzurufen. Danach werde ich einen etwas anders klingenden Operationsbericht als diesen erstellen, gespickt mit Begriffen wie:

st n Asc Ersatz vor 8 Jahren, jetzt reop FET mit Vorbereitung vor TAA als op 3 im interval.
HLM fem-fem bei asc Verwachsung mit Sternum.
22 grad, Sternum auf mit Aorta bei 28 grad, HLM Stop, loch zugenäht und HLM wieder an, weiter kühlen.
Arrest, aorta auf, Inspektion:, asc-Bogen, fotos, FET, Anastomose, umkanulieren, HLM Start und aufwärmen, Herz anschließen. Bei 26 grad defi> SR bradykard, PM
Anschluss der Halsgefäße.
Reperfusion, HLM stop, Hämostase, 3 Drainagen, 2 Pacemaker Drähte. Thoraxverschluss.
TEE: Gute Herzfunktion biventrikulär
CAVE: Nachblutung, Hoher Blutdruck

Familie angerufen

PRÄOPERATIVES GESPRÄCH

Wie bereits beschrieben, liegen zwischen Diagnose und Operation in der Regel mehrere Tage, Wochen, manchmal sogar Monate. Ein Patient erfährt, dass eine Herzklappe nicht mehr zu einhundert Prozent funktioniert und er damit rechnen muss, in naher oder ferner Zukunft eine neue zu bekommen; ein Aneurysma ist entdeckt, aber noch klein, und es ist ungewiss, wie es sich weiterentwickelt. Das vorbereitende Gespräch läuft anders, wenn die Patienten sich ihre Fragen in Ruhe überlegen konnten. Die überraschende Konfrontation mit der Notwendigkeit einer Operation ist dagegen ein Schock.

Bei Notfällen bin ich deshalb besonders aufmerksam, da die Patienten meistens so mit der Verarbeitung des Schocks beschäftigt sind, dass sie nur wenig aufnehmen können. Ich erkundige mich, ob sie auch wirklich alles verstanden haben, und versuche herauszuhören, welche Fragen sie stellen würden, wenn sie dazu imstande wären. Da ich schon sehr viele solcher Gespräche geführt habe, befinde ich mich dabei nicht auf allzu glattem Terrain; trotzdem ist es mir lieber, wir haben mehr Zeit und die Patienten können sich in aller Ruhe mit dem Gedanken anfreunden, am Herzen operiert zu werden. Wenn ich herausfinde, wie meine Patienten ticken, kann ich es auch einmal mit Humor versuchen. Manche Patienten legen von sich aus eine Art Galgenhumor an den Tag. Ich erinnere mich an einen Patienten, der mit einer gerissenen Aorta zu uns kam. Ich lernte ihn in der Notaufnahme kennen. Wie immer suchte ich Körperkontakt. Das ist mir wichtig. Ich legte meine Hand auf seinen Arm und stellte mich vor. Was ihm bevorstand, wusste er.

»Können Sie das überhaupt?«, fragte er. Obwohl er in einer wirklich schlimmen Lage war, sah ich den Schalk in seinen Augen aufblitzen.

»Ich hoffe«, ging ich darauf ein.

»Also haben Sie so eine OP schon einmal gemacht?«, fragte er weiter.

»Ja, ein paar Mal«, antwortete ich.

»Sie sind nicht mehr in der Ausbildung?«

»So könnte man das nennen.«

Der Patient nickte und fragte die Krankenschwester, als würde er ihr mehr trauen: »Ist er gut, der Doktor?«

»In besseren Händen können Sie gar nicht sein«, lobte mich die Kollegin.

»Ja, das glaube ich auch«, erklärte er daraufhin. »Ein Herzchirurg ohne Humor kann keine gute Operation machen.«

Die Krankenschwester lächelte ihm aufmunternd zu. »Sie haben richtig Glück, dass Dr. Natour heute Nacht Dienst hat.«

»Ja, ich hab das extra so getimt«, behauptete der Patient.

Was hier sehr flapsig klingt, war der Test des Patienten, der, wenn auch unbewusst, prüfte, ob er mir vertrauen konnte. Mit einem anderen Patienten hätte ich niemals so scherzhaft gesprochen, da wäre es vielleicht wichtig gewesen, meine langjährige Erfahrung auf den Tisch zu legen. Gerade in Notsituationen wie diesen, wenn es darum geht, das Vertrauen des Patienten zu gewinnen, ist es enorm wichtig, sehr schnell Zugang zu ihm zu finden, so wie wir als Nächstes im OP einen Zugang legen würden, um ihn ins Land der Träume zu schicken.

Allerdings habe ich so einen lockeren Ton wie eben geschildert in einer angespannten Situation nur selten gehört. Ich persönlich glaube nicht, dass nur ein Herzchirurg Humor braucht: Mit Humor trägt sich alles leichter. Falls Sie schon mit Ihrer Checkliste begonnen haben, wäre das ein Punkt: Humor nicht verlieren! Und noch einer: Spezialisten suchen! Natürlich können Sie bei Beziehungsproblemen oder einer Finanzkrise auf den Rat Ihrer besten

Freundin oder Ihrer Schwiegermutter hören. Höchstwahrscheinlich wären sie jedoch bei einer Paartherapeutin oder einer Finanzberaterin besser aufgehoben.

Dass sich krisenhafte Situationen langsam anschleichen, kennen wir aus vielen Lebenssituationen. Da ist zuerst der Verdacht, dann, wenn man auf dem Handy seiner Partnerin »zufällig« auf eine eindeutige Nachricht stößt, die Diagnose: »Meine Frau hat sich einen Liebhaber zugelegt.« Und schließlich die Operation, in diesem Fall eine Trennung. Idealerweise mit einem sauberen Schnitt, ohne Komplikationen und Nachwehen. Das Gleiche gilt für finanzielle Krisen, wenn ein Schuldner die Diagnose Insolvenz bekannt gibt. Genauso abgebrannt, wie wenn man nach Hause kommt und vor rauchenden Trümmern steht, weil ein Nachbar mit brennender Zigarette eingeschlafen ist.

In der Medizin besteht oft noch die Hoffnung, es könnte sich um einen Irrtum handeln. So etwas liest man schließlich manchmal, dass das Labor die Befunde verwechselt hätte. Je nachdem, wie groß die Beschwerden sind, ahnt oder weiß der Patient im tiefsten Inneren, dass diese Annahme nur einer vagen Hoffnung geschuldet ist, die sich selten bestätigt. Ich habe noch nie eine Operation abgesagt, weil sich eine Diagnose als falsch erwies. Leider findet manche Operation nicht statt, weil ein Patient kurz davor verstirbt. Das geschieht bei Notfällen, aber auch bei sehr schwer herzkranken Menschen, die vielleicht sogar auf ein Spenderherz warten.

Im Nachhinein sind viele Patienten, die von ihrer Diagnose völlig geschockt waren und gewiss nicht mit einer Not-OP gerechnet hatten, froh, dass so wenig Zeit blieb, sich ausführlich mit dem Bevorstehenden zu beschäftigen. Alles hat Vor- und Nachteile. Zwar kann man sich bei einer Termin-OP besser vorbereiten: Es gibt viele Dinge zu regeln, wenn man längere Zeit nicht zu Hause sein wird – nach einer Herz-OP wird den Patienten in der Regel eine Reha angeboten –, aber durch dieses Zeitfenster können auch viele Ängste eindringen. Der Patient weiß, dass ihn eine gefährliche Operation erwartet, bei der vieles schiefgehen kann, selbst wenn sie als Routineeingriff gilt. Die Vorstellung, dass das Herz stillgelegt werden muss, ist nur schwer auszuhalten. So quälen ihn viele Gedanken: *Wird es wieder anspringen? Bleiben Folgeschäden? Werde ich danach noch Sex haben können? Darf ich mit Herzschrittmacher in den Urlaub fliegen? Werde ich meinen Enkel zur Einschulung begleiten können?*

Zwar können wir in einem Gespräch vor der Operation viele Themen erörtern und für den Moment auch zufriedenstellend klären, doch dann geht der Patient nach Hause, und dort überkommen ihn Zweifel, neue Fragen fallen ihm ein, die wir in einem zweiten Gespräch klären.

Viele wichtige Informationen zu seiner Erkrankung hat der Termin-OP-Patient in der Vergangenheit erhalten und verarbeitet. Bei mir ist erst mal Endstation. Ich bin die Flügeltür zur Operation. Manche Patienten kommen mit einer langen Fragenliste. Andere wissen gar nicht, was sie fragen sollen. Ich habe mich einmal mit einem Autoverkäufer unterhalten und zu meiner Verwunderung gehört, dass es im Entscheidungsprozess keinen großen Unterschied macht, ob ein Mensch sich für einen neuen Wagen oder eine Herzoperation entscheidet. Manche überlegen hin und her, sind unsicher, zögerlich, andere fackeln nicht lange – falls sie es sich leisten können, mein Informant arbeitet bei Ferrari.

Auch wenn ich selbst gerade viel im Kopf habe, widme ich mich während des Gesprächs ganz meinem Patienten und seinen Angehörigen. Ich schalte wirklich alles aus, versuche diesen Menschen, der jetzt vor mir sitzt, mit all meinen Sinnen wahrzunehmen und kennenzulernen. Genauso macht er es auch. Es ist ein bisschen, als würden wir umeinander herumtänzeln, ein Abtasten, ein Warmwerden. Wenn mich während des Gesprächs eines meiner Kinder oder meine Frau anruft, gehe ich ran. Ich halte das Telefonat kurz, zeige meinem Patienten aber, dass ich ihn auch an meinem Leben teilhaben lasse. Dass ich ein Mensch bin wie er, aus

Fleisch und Blut, kein Halbgott in Weiß, sondern ein Arzt, mit dem er ganz normal reden kann.

Warum ein Patient letztlich Vertrauen fasst, kann ich nicht wissen, aber ich kann ihm einiges anbieten, damit es geschieht. Uns beiden steht ein großes Abenteuer bevor. Mein Ziel ist es, dass der Patient trotz all seiner Sorgen und Ängste mit einem guten Gefühl in die Operation geht. Dass er mir sein Vertrauen schenkt. Und wenn das geschieht, dann habe ich vom ersten Moment der Operation das Gefühl, dass dieser Körper, der da vor mir liegt, diese Haut, die ich mit dem Skalpell durchtrennen werde, dieser Herzbeutel, den ich aufschneiden werde, und dieses Herz, das ich in meiner Hand halten werde, Ja sagt. Das ist für mich ein gutes Gefühl, und ich vertraue diesem Körper, diesem Kreislauf, diesem Herzen, dass es mit mir, mit unserem Team diesen schweren Weg geht. Gemeinsam sind wir stark.

Manche Patienten möchten im Vorgespräch konkrete Zahlen hören: »Wie viel Prozent solcher Operationen sind erfolgreich? Wie hoch sind meine Chancen?« Andere vermeiden das, würden lieber von mir den Kinderspruch hören: »Alles wird gut.« Und dann: »Heile, heile, Segen.«

Die brennendste Frage, die in der Regel nicht direkt gestellt wird, kann ich niemals mit hundertprozentiger Gewissheit beantworten: Wird es gut ausgehen?

Wir alle geben unser Bestes, doch wir sind nur Darsteller, die Regie liegt nicht in unseren Händen. Für den Patienten allerdings stellt sich die Situation so dar, dass er sein Leben in meine Hände und die meines Teams bettet. Sein Leben ist akut bedroht. Meines nicht. Wobei … wirklich wissen kann das niemand, und ich verfüge über genug Fantasie, um mir das eine oder andere finale Szenario auszumalen.

Es gibt Patienten, die so wenig wie möglich über den Ablauf der Operation erfahren wollen. »Machen Sie mal, Sie sind der Spezialist.«

Was vielleicht cool wirken soll, ist in Wahrheit ihrer Angst geschuldet, die ins Unermessliche steigen würde, wenn sie sich intensiver mit der Operation auseinandersetzen müssten. Andere Patienten müssen alles ganz genau wissen, wie genau wird die Herz-Lungen-Maschine angeschlossen, mit welchem Faden nähen Sie und so weiter, um sich darauf einlassen zu können. Für einige Patienten ist es sehr schwer, Kontrolle abzugeben. Auf dem Edelstahltisch werden sie in Narkose liegen, ihr Herz wird ausgeschaltet, sie sind vollkommen hilflos. Dieses Gefühl steigert sich durch die absolute Alternativlosigkeit ihrer Situation. Sie haben keine andere Wahl beziehungsweise: Die Wahl wäre der Tod.

Keine zwei Menschen, keine zwei Patienten sind gleich. Das zeigt sich vom ersten Kennenlernen bis zum Abschied, wenn die Patienten die Klinik verlassen. Manche besuchen uns gelegentlich, um uns ihre Fortschritte zu zeigen, von anderen hören wir nie wieder, sie sind froh, wenn sie uns vergessen können. Diese Verschiedenheit so frühzeitig wie möglich zu erkennen gehört zu den vertrauensbildenden Maßnahmen. Ein Optimist möchte anders aufgeklärt werden als ein Pessimist. Ein Detailorientierter braucht andere Informationen als ein Überblickorientierter. Ein Hin-zu-Motivierter verlangt ein anderes Zielbild – »Sie werden wieder viel besser Luft bekommen« – als ein Weg-von-Motivierter: »Der Schmerz wird aufhören.« Es gibt unzählige Kommunikationsdetails, auf die wir achten können. Am wichtigsten ist es jedoch, eine Verbindung zum Herzen des Patienten zu knüpfen, und das klappt nur, wenn ich selbst auch ganz präsent bin. Denn dann ist es über das Arzt-Patienten-Gespräch hinaus eine Herz-zu-Herz Begegnung. So kann ich auch spüren, was die Patienten umtreibt. Manche Menschen setzen sich gerne angstauslösenden Reizen aus, weil sie sie kontrollieren möchten. Andere vermeiden sie lieber. Jeder Mensch etabliert im Leben Bewältigungsmechanismen. Manche sind gesünder als andere, doch ein Mensch in der Krise greift automatisch auf das zurück, was er kennt. Will man ihm einen anderen Weg aufzeigen, sollte das behutsam geschehen.

Meiner Erfahrung nach stellen junge Menschen beim präoperativen Gespräch weniger Fragen. Es fällt ihnen leichter zu vertrauen, sie sind eher davon überzeugt, dass alles wieder gut wird. Ältere Menschen haben mehr erlebt und wissen, dass etwas auch mal schiefgehen kann. In der Herzchirurgie gilt man bis zum Alter von fünfundsechzig Jahren als junger Patient. Ein Fünfzigjähriger, der eine neue Herzklappe braucht oder einen Bypass, ist für uns also jung. Und junge Leute, das weiß man ja, haben wenig Zeit. Sie versuchen zu handeln und erzählen mir, warum sie sich jetzt nicht operieren lassen können.

»Ich wollte doch unbedingt noch einmal Fallschirm springen.
Meine Frau erwartet unser drittes Kind.
Nächstes Jahr wäre besser.
Ich bin selbstständig und habe einen großen Auftrag abzuwickeln.
Ich habe einen neuen Job und Angst, ihn zu verlieren.«

Sehr oft sehen Patienten am Anfang vor allem den Konflikt mit ihrem Berufsleben. Sie ahnen noch nicht, wie sehr das im weiteren Verlauf in den Hintergrund rücken wird. Tatsächlich erleben die meisten Patienten, vor allem auch jene, die sich über ihren Job definieren, dass es noch etwas anderes gibt, etwas Wichtigeres, ja, dass sie ohne dieses andere ihren Job gar nicht mehr machen können. Manche fragen sich sogar etwas im Vorfeld Unvorstellbares: *Will ich diesen Job überhaupt weitermachen?* Doch das alles ist im Moment noch weit weg, sie stehen am Anfang eines langen Weges. Krisen verändern uns. Wer aus einer Krise herauskommt, ist ein anderer Mensch als derjenige, der hineingegangen ist. Ich frage mich oft, warum wir uns so sehr dagegen sträuben, denn der Mensch wächst an nichts anderem so sehr wie an Krisen und der Liebe. Das ist nicht bloß ein Kalenderspruch, sondern die Wahrheit.

Differenzialdiagnose

Es gibt Fälle, in denen hat sich ein Patient mit einer Diagnose abgefunden, und schon taucht eine zweite auf. Medizin ist nicht selten ein Stochern im Nebel. Gerade bei Notfällen ist oft nicht klar, worum es sich handelt. Gelegentlich wird in der Klinik ein Herzinfarkt als Notfall angemeldet, der sich dann als Aortenriss herausstellt. Notfälle sind ein Wettlauf gegen die Zeit, da bei manchen Diagnosen jede Minute zählt. Unter höchstem Druck versuchen wir herauszufinden, was los ist. Dabei stehe ich selten an der vordersten Front; ich bin der Zweite. Zu mir werden jene Patienten geschickt, die bereits vom Kardiologen untersucht wurden. Der Kollege ruft mich an: »Ich habe hier einen Patienten, möglicherweise Herzinfarkt. Im Herzkatheter sehe ich drei verengte Gefäße. So wie sich das Gewebe darstellt, könnte ich keinen Stent setzen. Habt ihr Zeit für drei Bypässe?«

Es gibt klar definierte Regeln, wann ein Stent, wann ein Bypass gesetzt wird. Ein CT-Scan oder Echokardiografie kann bei der Entscheidung helfen, doch womit man es wirklich zu tun hat, stellt sich erst bei der Operation heraus. Jedes Gewebe ist anders, und wie anders, das kann ich nicht viel deutlicher sehen als fühlen. Die Gefäßwand kann verkalkt oder fragil sein, das erschwert das Nähen.

Die Entscheidung über die weitere Vorgehensweise trifft das Herzteam gemeinsam. Hier kommen die Kollegen links des Flures und rechts des Flures wie aus zwei Kammern in einem Herzen zusammen. Und dann machen wir das Beste für den Patienten. Sollte die Aorta gerissen sein, wird er sofort operiert. Dann zählt nämlich jede Minute.

Laut Statistik dauert es in Deutschland sieben Minuten nach dem Notruf, bis ein Arzt vor Ort ist. Was für ein großartiges Auffangnetz für Menschen! Aber sobald ein Unglücklicher in diesem Netz zappelt und seine Identität wechselt vom Menschen zum Patienten, zeigt sich die Gesellschaft nicht mehr ganz so hilfsbereit.

Wenn ich manchmal höre, dass jemand Angst hat, wegen einer Operation seinen Arbeitsplatz zu verlieren, macht mich das wütend. Kein Arbeitgeber dürfte damit drohen, auch nicht subtil, doch leider ist die Realität eine andere. Wer eine Schwäche zeigt, hat es später vielleicht schwer nach dem Motto: Auf diesen Mitarbeiter können wir uns nicht mehr verlassen, der ist dauernd krank. Der ist instabil. Oder könnte es sein. Der kann nicht befördert werden. Kurioserweise wird dabei übersehen, dass gerade ein Mitarbeiter, der eine schwere Krise erfolgreich bewältigt, sein Profil geschärft hat. Es ist ein bisschen so wie bei den berufstätigen Müttern. Jeder weiß, dass sie multitaskende, sozial kompetente, teamfähige Topmanagerinnen mit enormer Improvisationskraft und vielen anderen wertvollen Fähigkeiten sind, aber sie kriegen trotzdem nicht die tollen Jobs, weil das Kind ja mal krank sein könnte, und dann? Ja, dann wird die kompetente Topmanagerin einen Weg finden, beziehungsweise die Gesellschaft sollte ihn endlich finden. Holland ist diesbezüglich ein Stück weiter.

Der Zwang, funktionieren zu müssen, die Angst, aus der Leistungsgesellschaft herauszufallen, weil man einen Herzchirurgen benötigt, um weiterleben zu können, sitzt bei vielen Menschen tief und bereitet ihnen großen Kummer. Das kann so weit führen, dass Betroffene ein schlechtes Gewissen gegenüber ihren Familien oder Firmen entwickeln, ja sogar gegenüber ihrer Krankenkasse.

Meistens werden die Patienten von einem Angehörigen oder Freund zum Gespräch begleitet. Ich finde das gut und wichtig, denn vier Ohren hören mehr als zwei, und man kann sich danach austauschen. Das Vertrauen der Angehörigen ist für mich fast genauso wichtig wie das meines Patienten. Natürlich werden sie sich darüber austauschen, ob sie diesem Chirurgen auch wirklich vertrauen können. Ich wünsche mir, dass meine Patienten nach dem präoperativen Gespräch ein gutes Gefühl haben. Sie sollen wissen, dass ich ein sehr erfahrener Chirurg bin, der gut auf sie aufpassen wird. Viele von ihnen haben Nachforschungen angestellt und Erfahrungsberichte im Internet gelesen. Wenn ich merke, dass ihnen die Empfehlungen anderer wichtig sind, sage ich ihnen, dass ich in Holland ein Herzchirurg mit bester Bewertung bin, und nenne ihnen den Link. Bei Digital Natives macht es dann klick, und ich bin drin.

Dr. Google

Während meiner Ausbildung hatten Ärzte noch die Deutungshoheit. Sie waren die unangefochtenen Spezialisten. Heute kämpfen wir gegen Dr. Google. Der ist allwissend, und genauso kommen manche Patienten in die Sprechstunde. Ich habe Kollegen, die kriegen eine Blutdruckkrise, wenn ein Satz beginnt: »Im Internet habe ich gelesen, dass …«

Ich finde es großartig, dass sich Menschen heute so leicht so viele Informationen beschaffen können. Ich bin auch ein großer Freund von Patientenforen. Mit meiner eigenen Stiftung möchte ich Patienten und Fachleute in einen Dialog bringen, zum Gewinn für beide Seiten. Doch häufig wirkt Dr. Google als Angstbeschleuniger. Das merkt man schon, wenn man »Schnupfen« googelt. Ist es wirklich bloß ein Schnupfen oder nicht vielleicht doch eine lebensgefährliche COVID-19-Infektion, Corona? Es gefällt mir, wenn meine Patienten sich mit ihrer Erkrankung auseinandersetzen, aber ich sage ihnen auch, und das gilt fast immer, dass das, »was Ihr Nachbar hat oder der Patient von Dr. Google oder jemand aus einem Patientenportal, nicht genau das Gleiche ist, was Sie haben«. Dazu führe ich einen Beweis an, der so leicht nicht von der Hand zu weisen ist. »Ich habe unzählige Patienten mit der gleichen Diagnose operiert. Bei jedem ist die Ausgangslage eine andere, die Vorerkrankungen, die Umstände wie auch die Beschaffenheit des Gewebes. Also, wenn Sie meine Meinung hören wollen: Dr. Google ist ein großartiger Theoretiker. Aber ich würde mich nicht von ihm operieren lassen.«

PATIENTENLATEIN

Als junger Arzt im Praktikum hatte ich einmal einen erfahrenen Kollegen, der den Patienten nicht zu viel versprechen wollte. In jedem Satz wies er auf die Gefahren hin. Er selbst war so ein Typ, der sich ständig absicherte. Wenn er ein neues Auto kaufte, brauchte er dazu Monate, weil er alles hinterfragte. Einmal war ich Zeuge bei einem seiner Patientengespräche. Mit gerunzelter Stirn musterte er die junge Frau, die vor ihm saß, und seufzte dann: »Wissen Sie, das ist eine extrem schwierige Operation.«

Was redete der Mann da? Am liebsten wäre ich ihm ins Wort gefallen. Natürlich sprachen wir hier nicht über einen Blinddarm, doch extrem schwierig war etwas anderes! Es ging um den Einbau einer Herzklappe. Vermutlich von einer verschleppten Grippe war die Herzklappe angegriffen worden. In so einem Fall sprechen wir von einer Endokarditis, einer Herzmuskelentzündung, verursacht durch Viren oder Bakterien.

Kummervoll nickte die Patientin.

»Man kann das auch nicht überleben«, fuhr mein Kollege fort. Immerhin hatte er nicht sterben gesagt. Ich war damals zu jung, um dem älteren Kollegen alles mitzuteilen, was ich dachte, doch ich versuchte es – leider ohne Erfolg. Er zuckte mit den Schultern und meinte, jeder Arzt habe eben so seine Methoden, und wenn ich mal länger im Job sei, würde ich meinen Patienten auch keine falschen Hoffnungen mehr machen.

Heute denke ich, er war ein hoffnungsloser Fall. Ich wollte keine falschen Hoffnungen wecken, sondern Ängste ruhen lassen. Ängste haben die Patienten vor einer Operation ohnehin. Wir sollen ihre Aufmerksamkeit auf das richten, was ihnen Kraft gibt, ohne etwas zu beschönigen. Auch wenn ich sehr ehrlich bin und meinen Patienten deutlich sage, dass sie nach einer Herzoperation Einbußen haben werden, so können wir dennoch ihre neue Lebensqualität in den Fokus stellen. Ich werde meinen Patienten ganz gewiss keine Zweifel an den Fähigkeiten des Operationsteams einimpfen, sondern die Zuversicht ausstrahlen, dass wir alles im Griff haben. Und um ihnen zu zeigen, wie gut ich alles im Griff habe, möchte ich einen meiner Lieblingswitze erzählen:

> »Der Patient wird in den OP gerollt. Der Chirurg beugt sich über den Patienten und sagt: ›Alles gut, David.‹ Er nickt aufmunternd. ›Es wird alles gut werden. Keine Sorge, David, alles wird gut werden.‹ Abermals nickt er, dann fährt er fort. ›Alles kommt in Ordnung, David, du machst das schon.‹
> Der Patient, der sich bereits mehrfach zu Wort gemeldet hat, wirkt nun sehr verunsichert. Zaghaft unterbricht er: ›Aber ich heiße nicht David, Doktor.‹
> Wieder nickt der Chirurg. ›Ich weiß. Ich heiße David.‹«

Jeder von uns kennt Leute, die viel Zeit damit verbringen, den Teufel an die Wand zu malen, während andere einen Teufel tun würden, das zu machen. Bloß keine Überdosis Schreckensszenario, nicht mal dran schnuppern! So ein Kandidat war Herr Huber. Okay, der Arm habe ihm schon mal wehgetan, aber das komme bestimmt von der Gartenarbeit. Er sei gar kein Typ für einen Herzinfarkt, immer kerngesund, jeden Morgen drei Minuten unter der eiskalten Dusche und nie Weißbrot, immer Vollkorn. Nein, zum Arzt sei er nicht gegangen, weil da bloß Simulanten herumhocken. Natürlich braucht Herr Huber eine andere Ansprache als Frau Bauer, die nach der Meinung von Herrn Huber als Simulantin beim Arzt herumhockt. Sie hört das Gras wachsen und fühlt sich nun bestätigt, denn durch ihre Sensibilität wurde ein Tumor frühzeitig erkannt. Bei Herrn Huber hätte ein Tumor Wasserballgröße annehmen können, ehe er vielleicht einen vagen Verdacht entwickelt hätte, dass da unter Umständen eventuell etwas nicht in

Ordnung sein könnte. Ist es nicht faszinierend, wie verschieden Menschen sind? Wie viel sie mir als Arzt über sich verraten und damit auch anzeigen, welche Art von Begleitung in der Therapie ihnen guttun wird, weil sie mit ihrer Krisen-Bewältigungsstrategie harmoniert! Gegen Widerstände zu therapieren ist meistens zum Scheitern verurteilt. Aber wir sollen – Achtung, Checkliste! – uns über unsere Denkmuster bewusst werden. So manchen Widerstand halten wir aus reiner Gewohnheit aufrecht. In einer Krise können wir uns selbst im Weg stehen, wir können sogar über unsere eigenen Dogmen stolpern, und das kann schlimmstenfalls tödlich enden.

Diagnose Dogma

Krise bedeutet Ausnahmezustand. Wir müssen anders denken als gewohnt, weil wir anders handeln werden. Jedes Dogma, das wir verteidigen, jede Meinung, auf der wir beharren, kann die Krise in eine Katastrophe verwandeln. »Ich bin immer gesund«, ist so ein Dogma, ebenso wie: »Chemie macht krank, ich nehme keine Tabletten.« Oder: »Ich habe immer Sport gemacht, ich habe nie geraucht, also kann mir nichts passieren.«

Da uns die Herkunft und Macht unserer Dogmen oft nicht bewusst sind, müssen wir doppelt und dreifach achtsam sein, ihnen nicht auf den Leim gehen. Das Wort *prinzipiell* dient hier als guter Hinweisgeber: »Ich halte prinzipiell nichts von Ärzten.« Ja, auch damit muss ein Arzt umgehen können – und die Chance, einen Patienten vom Gegenteil zu überzeugen, sollten wir nutzen!

Schlussendlich geht es um unsere Kontrollüberzeugungen. Sind wir selbst verantwortlich für unsere Misere oder ein mächtiger anderer oder der Zufall beziehungsweise das Schicksal – Pech gehabt? Welche Überzeugung wir vertreten, hängt auch davon ab, worum es sich dreht. Ein Patient, der dringend abnehmen sollte, kann die Schuld auf seine Frau schieben: Sie kocht einfach zu gut, ergo kann er nichts dafür. Oder er hat schwere Knochen, seine

Eltern und ihre Gene haben das zu verantworten. Oder er ist ein guter Futterverwerter, auch dieser Minuspunkt geht an andere. Oder hat er einfach nur Pech gehabt, wie immer, egal, was es ist? Er kann jedenfalls nichts dafür.

Die Sache ist nur: Je korpulenter ein Mensch ist, desto höher ist auch das Risiko bei einer Operation. Das beginnt schon beim Zugang zum Operationsgebiet, der erschwert ist. Weitere Risiken sind die längeren OP-Zeiten mit möglicherweise höherem Blutverlust. Zudem haben Übergewichtige häufig Begleitkrankheiten sowie Bluthochdruck, Diabetes oder Schlafapnoe. Dies führt zur erschwerten Einstellung des Blutdrucks und des Blutzuckers mit langsamer Mobilisation. Postoperative Komplikationen wie Wundheilungsstörung, Dekubitus, Thrombosen und Infektionen können die Folgen sein.

Auch so einen Patienten bringen wir mit Diplomatie auf Diät, denn wenn wir wissen, dass er die Verantwortung gern auf andere schiebt, muss er dem Arzt »folgen«, der eine Ernährungsumstellung vorschlägt. Prüfen Sie sich selbst einmal: Sind Sie der Meinung, dass die anderen, die Umstände oder das Schicksal schuld sind, wenn etwas nicht so läuft, wie Sie es gern hätten, sodass Sie also gar nichts ändern können? Oder glauben Sie, dass Sie sehr wohl ein Wörtchen mitzureden haben? Und ist es nicht faszinierend, wenn Sie feststellen, dass manches, was Ihnen in Stein gemeißelt erschien, veränderbar ist und anderes, was sie für geschmeidig hielten, unverhandelbar? In Gesprächen mit ehemaligen Patienten habe ich oft gehört, dass sie von sich selbst überrascht waren, als sie nach der Operation neue Seiten an sich entdeckten. Eine Frau formulierte einmal sehr schön: »Die schwere Zeit, durch die ich gegangen bin, hat mich leichter gemacht.«

Oft gehen wir Menschen mit uns selbst viel härter ins Gericht als mit anderen, denen wir durchaus eine Schwäche zugestehen. Eine schwere Erkrankung ist keine kleine Schwäche, sondern eine große Kraftlosigkeit, die lange andauern kann. Egal, wie sehr ein Patient sich anstrengen mag, er kann nicht agieren wie gewohnt.

Das ist besonders für Menschen mit einem starken Willen, die davon überzeugt sind, ihr Erfolg liege einzig und allein in ihren Händen, eine schwer zu verdauende Erkenntnis. Nach längerer Bettlägerigkeit wollen sie aufstehen und können es nicht. Ihre Beine tragen sie nicht mehr. Nach dem Zähneputzen sind sie so erschöpft, dass sie schlafen müssen. Sie kennen so etwas nicht, und nun erkennen sich selbst nicht wieder. Bisher waren sie der Chef in ihrem Körper. Wenn der Körper an der Macht ist, wird der Mensch sehr klein – und auf einmal sind wir in der Philosophie: Ist der Mensch sein Körper? Auch dazu hat jeder eine Meinung, und das ist auch in Ordnung, solange sie nicht zum Dogma wird.

Wenn ich Frau Bauer nach dem gleichen Strickmuster behandeln würde wie Herrn Huber, würde ich etwas Wesentliches übersehen. Gewiss bekämen sie bei derselben Indikation dieselbe Operation, die sich allerdings völlig anders darstellen würde. Der eröffnete Brustkorb von Frau Bauer sieht anders aus als der eröffnete Brustkorb von Herrn Huber. In der auf Funktionalität und Wirtschaftlichkeit ausgerichteten Medizin spielen Unterschiede aber keine Rolle. Meiner Meinung nach ist das ein verhängnisvoller Fehler. Denn wenn ich zu Frau Bauer einen anderen Zugang schaffe als zu Herrn Huber, im präoperativen Gespräch, bei der Begleitung, postoperativ, in der Reha und auch noch danach, spart die Krankenkasse vermutlich sehr viel Geld. Zeit wird letztlich auch gespart. Was man dafür aufwenden muss? Etwas Unbezahlbares, etwas sehr Einfaches und dabei gleichzeitig sehr Kompliziertes.

Vor dem Aufschneiden: Zuhören

Zuhören wird in unserer Gesellschaft immer mehr zur Kunst, und diese Kunst verkümmert zunehmend. Auch in der Medizin. Indem wir fast nur noch Maschinen einsetzen, um Diagnosen zu erlangen, laufen wir Gefahr, das Zuhören zu verlernen. Der Patient wird quasi zum Objekt mit Anschlüssen, an denen wir unsere medizinische Hightech anstöpseln.

Wo ist die USB-Buchse? Für den Katheter bei diesem Baujahr in die Leiste bitte. Wir schauen auf den Bildschirm. Der Patient sagt irgendetwas … Dass es noch nicht geschafft wurde, die Tonspur rauszunehmen aus dem Objekt Patient! Dieses Menscheln nervt! Und wie er herumdruckst, nach Worten sucht, umständlich etwas völlig Belangloses beschreibt, geht das vielleicht auch mal schneller? Und wozu will er jetzt noch was sagen, es ist doch alles klar, ich sehe doch, was er hat, riesengroß steht es mir vor Augen. Da muss man doch nicht mehr rumquatschen oder Zeit verschwenden.

Tatsächlich?

Wie ist es mit Befunden, die nicht zum Befinden passen? Nur ein anderslautender Vokal und alles anders. »Mit dieser Lendenwirbelsäule sind Sie reif für den Rollstuhl«, sagte ein charmanter Orthopäde zu einer ehemaligen Schulkameradin von mir. Sie ist Bauchtänzerin, lachte ihn aus und schlängelte sich geschmeidig aus seiner Praxis.

»Sie können keine Schmerzen haben«, hörte mein Nachbar von einem Gastroenterologen nach der Magenspiegelung. »Da ist nichts.« Viele Schmerzpatienten leiden doppelt, wenn es keine medizinische Erklärung für ihren Schmerz gibt. Was ja nicht heißt, dass dieser Schmerz Einbildung ist. Ein Simulant, mag ein Arzt mutmaßen, der nur glauben will, was er messen kann. Ich finde so etwas kurios, gerade in einer Zeit, in der wir durch unsere technischen Möglichkeiten wie keine andere Gesellschaft vor uns wissen, dass wir von Unsichtbarem umgeben sind – haben Sie schon mal ein Coronavirus gesehen, also in freier Wildbahn, nicht im Fernsehen?

Ärzte blicken durch Mikroskope, doch wer sagt, dass es nicht noch eine andere Sichtweise gibt? Manchmal muss man eben zuhören, um zu sehen. Mit den Ohren sehen: Das gehört meiner Meinung nach zur ärztlichen Kunst. Auch wenn ein Befund am Monitor zu den Beschwerden des Patienten passt, kann ich, indem ich zuhöre, weitere wichtige Informationen erhalten. Vor allem finde ich dabei heraus, wie ich diesem konkreten Patienten am besten helfen kann. Weil ich ihn ein Stück weit kennenlerne und dann einen individuellen Plan entwickle, welche Therapie und Begleitung die beste für ihn ist. Genau das liebe ich so sehr an meinem Beruf. Ich möchte Menschen helfen, Lebensqualität zurückzugewinnen, und da ich gern erfolgreich bin, wähle ich den direkten Weg zum Ziel: den ganzen Menschen einbeziehen, nicht bloß sein aktuelles Problem behandeln.

Den ganzen Menschen verpassen wir jedoch, wenn wir uns allein auf Computerbildschirme konzentrieren und 3- oder 4-D-Rekonstruktionen begutachten. In unserer Konzentration auf das Sichtbare überhören wir die Fährte zum Unsichtbaren, wo eine Lösung liegen kann. Zuhören ist anstrengend, man muss sich dem Patienten widmen. Ich kann zwar viele Bilder gleichzeitig aufnehmen, doch nicht mehreren Gesprächen folgen. Zuhören bedeutet, dass dieser Patient vor mir in diesem Augenblick das Wichtigste für mich ist, und ich widme mich ihm mit allen meinen Sinnen. Wie sieht er aus … krank? Ich spüre seine mentale Verfassung. Ich fühle seine feuchte oder kalte Hand. Ich höre seine Stimme … Hat er resigniert, ist er ängstlich, gefasst? Manchmal kann ich seine Angst riechen. Ich höre ihm mit meinem ganzen Sein zu, und er spürt, dass ich da bin für ihn, und die Türen in seinem Innersten öffnen sich eine nach der anderen, wie Herzklappen. Plötzlich erzählt er mir etwas, was scheinbar nichts mit der Diagnose zu tun hat, und doch hat seine Seele ein Signal gesendet: *Das ist wichtig, das musst du dem Doktor sagen.* Vielleicht sind es keine Herzklappen, vielleicht sind es Seelenflügel, die sich öffnen.

»Da war dieses grelle Reißen in der Brust, es ist schon zwei, drei Jahre her. Danach war mir sehr übel, und ich habe mich nicht gut gefühlt. Auf einer Skitour war das. Ich habe mich vielleicht ein bisschen übernommen, aber meine Frau war schon so weit voraus, und ich wollte nicht zurückbleiben. Komisch, dass mir das jetzt wieder einfällt, ich hatte es ganz vergessen.«

»Haben Sie das damals Ihrer Frau erzählt?«

»Nein, das habe ich keinem gesagt. Ich wollte nicht als Schwächling gelten.«

Damit habe ich nicht nur eine wichtige medizinische Information erhalten, vermutlich über einen stillen Herzinfarkt, ich habe auch etwas über diesen Patienten gelernt: Es fällt ihm schwer, Schwäche zu zeigen. Ich werde darauf achten, an die Stärke in ihm zu appellieren. Ich werde nicht sagen: »Mit dieser Kraftlosigkeit müssen Sie sich jetzt erst mal abfinden«, sondern: »Wenn Sie das alles hinter sich haben, werden Sie wieder richtig zu Kräften kommen.«

Und das werde ich auch im Team weitergeben.

Natürlich wissen Mediziner, dass die Kommunikation mit ihren Patienten wichtig ist. Vielleicht buchen sie einen Kurs zur konstruktiven Gesprächsführung, und das ist höchst lobenswert, eine freiwillige Zusatzausbildung, die im Medizinstudium nicht als Pflicht zu absolvieren ist. Doch wenn es bei einer Teilnahmebestätigung bleibt, ist das bloß eine weitere Technik. Ich bin der Auffassung, dass die Kommunikation mit den Patienten eine tragende Säule der Ausbildung sein sollte: Wie spreche ich mit den Patienten, wie gewinne ich Vertrauen, wie verhalte ich mich, wenn ich mit ihren Gefühlen konfrontiert bin, mit Verzweiflung, Angst, Tränen, oder wenn sie, weil gestresst, unhöflich werden? Wie verarbeite ich als Arzt schwere Schicksale? Idealerweise sollte das alles mit Rollenspielen geübt werden, damit Ärzte am eigenen Leib erfahren, wie es ist, mit einer schlimmen Diagnose konfrontiert zu sein, sich hilflos zu fühlen gegenüber einem scheinbar alles wissenden Arzt. Diese Rollenspiele sollten wiederholt werden, genauso wie Piloten in regelmäßigen Abständen am Simulator trainieren. Eine zielführende Kommunikation mit den Patienten muss Ärzten in Fleisch und Blut übergehen, durchaus vergleichbar mit der Handhabung eines Stethoskops. Eines der Ziele unserer Stiftung *Stilgezet* ist es, solche Veränderungen anzustoßen. Wir setzen uns ein für die Ausbildung von Kommunikationsfähigkeiten beim medizinischen Nachwuchs. Wenn Sie noch einmal einen Blick auf die Kurve (siehe Seite 29) werfen, erkennen Sie, wie wichtig die Kommunikation an jeder einzelnen Stelle ist. In unsicheren Situationen baut die gute Kommunikation Brücken auf festen Boden. Patienten müssen fragen dürfen und Antworten bekommen, die sie verstehen – in einem Zeitrahmen, der dem Ereignis angemessen ist. Das alles ist kein Beiwerk des Medizinstudiums, sondern bildet die Basis, auf der das Vertrauen des Patienten ruht, dessen Genesung dann wiederum rascher fortschreitet, weil er sich gut aufgehoben fühlt. Vertrauen und Entspannung fördern die Gesundheit. Angst und Stress belasten sie.

Ich möchte motivieren zum Mut, auch im weißen Kittel Mensch zu sein, der es aushält, einem anderen in Not zu begegnen. Ohne dass es uns so betroffen macht, dass wir nicht mehr professionell handeln können. Gewiss ist das ein schmaler Grat, doch letztlich, davon bin ich überzeugt, ist es für beide Seiten, Patient und Arzt, erfüllender. Wie wir das schaffen können, wie wir auf diesem schmalen Grat vorankommen, das sollte im Medizinstudium und in allen medizinischen Ausbildungen gelehrt werden.

Ich bin kein Psychologe. Ich glaube auch nicht, dass das nötig ist, um in Kontakt mit den Patienten zu kommen. Sich Zeit nehmen und zuhören und das eigene Herz für diesen Menschen in Not öffnen, darum geht es. Den Rest besorgt die Lebenserfahrung. Meiner Meinung nach ist es ein Irrtum, wenn man glaubt, ein guter Arzt dürfe kein Herz zeigen. Und traurig. Wir brauchen keine Angst voreinander zu haben, die Patienten nicht vor den Ärzten und die Ärzte nicht vor den Patienten. Trotzdem kommt es mir manchmal so vor, als würden sich die beiden skeptisch umkreisen wie Kontrahenten. Das ist zum Teil der vor allem in Deutschland noch immer vorhandenen Überhöhung des Arztberufes geschuldet. Im flachen Holland sind auch die Hierarchien flacher. Ich wünsche mir, dass wir überall in einem Team spielen. Miteinander statt gegeneinander! Professionalität und Mitgefühl schließen einander nicht aus. Mitgefühl vernebelt den Verstand nicht, Mitleid hingegen schon. Im Mitgefühl bleibe ich Arzt. Laut meiner Definition ein besserer.

Im Klinikalltag ist es schwierig, Zeitfenster für diese Begegnungen zu finden. Doch wenn man das wirklich möchte, gelingt es, zum Wohle aller: der Patienten, des Personals und letztlich auch zum Wohle der Klinikbilanz. Doppelte Untersuchungen fallen weg, wir können viel Geld sparen und falsche Fährten vermeiden, wenn wir zuhören. Dafür müssen wir aber im Hier und Jetzt sein beim Patientenkontakt. Was der Patient mir erzählt, ist vergänglich. Er sagt etwas, und oft muss ich übersetzen, was er eigentlich damit meint. Ist er einer, der einen Schmerz, den ein anderer mit zehn beschreiben würde, als fünf einstuft?

Ein Bild, einen Befund kann ich auch später noch ansehen, sooft ich will. Aber ich kann ein Bild nicht fragen, ich kann nicht ins Detail gehen, während ich meinen Patienten um genauere Auskünfte bitten kann.

Bei einem Bild, das eine Frage aufwirft, brauche ich eine weitere Untersuchung, ein weiteres bildgebendes Verfahren. Das wiederum liegt auch daran, dass wir uns immer mehr auf das reduzieren, was wir sehen können. Als sei nur das wahr.

Schließlich hilft uns das Zuhören auch, wenn es im Verlauf der Behandlung zu Komplikationen kommt. Was hätte dieser Mensch gewollt? Das können wir nur beantworten, wenn wir ihn kennengelernt haben … als Menschen, nicht als Fall.

Warum wird das Zuhören nicht gelehrt? Was ist so unangenehm daran? Haben wir das Menschsein verlernt? Oder sehen wir es von der falschen Seite? Warum entfernen wir uns immer mehr voneinander, obwohl uns die Nähe doch so guttut? Liegt es vielleicht manchmal daran, dass es nicht auf alles eine Antwort gibt, dass wir als Ärzte auf bestimmte Patientenfragen nichts zu entgegnen wissen? Wie können wir jungen Ärztinnen und Ärzten, die als Digital Natives herangewachsen sind und von denen wir Ältere wiederum viel lernen können, diese Perspektive vermitteln?

Vor dem Anklicken: Zuwenden

Es wächst eine neue Generation von Medizinern heran, die mit Apparatemedizin groß geworden ist und oft ein innigeres Verhältnis zu ihren Gerätschaften pflegt als zu ihren Patienten, die ihnen zuweilen geradezu lästig erscheinen. Die Hightech-Medizin kennt Grenzwerte, Prozentangaben, Tabellen, doch in der Therapie von Menschen kommt es nicht allein darauf an, das perfekt dem Apparat angepasste Vorgehen zu finden, sondern das für den individuellen Patienten passende. Und das können wir als Mediziner interdisziplinär und in der Hinwendung zum Patienten herausfinden. Wir dürfen nicht den Fehler begehen, bei aller Begeisterung über unsere technischen Möglichkeiten den Menschen, der im Patienten steckt, zu vergessen.

Zuhören und Zuwendung sind ein Paar. *Ich wende mich dir zu, ich höre dir zu.* Ich betone das alles nicht, um zu zeigen, was für ein toller Arzt ich bin, weil ich meinen Patienten die Hand halte. Ich schreibe dies, um davon zu erzählen, wie diese Begegnungen zum Wohle der Patienten auch mein Herz berühren.

Davon abgesehen, hat es auch einen klaren medizinischen Grund, warum ich meine Patienten, wenn ich sie auf der Intensivstation besuche, meistens auch an den Füßen anfasse. Nach einer Operation ist der Mensch in einem kritischen Zustand. Alle Gefäße waren verengt, da wir sein Blut gekühlt haben. Mittlerweile haben wir ihn wieder aufgewärmt, die Gefäße erweitern sich, eine Verlagerung des Blutvolumens in die Peripherie kann zu einer kritischen Situation führen.

Ich bin Arzt geworden, weil ich mit Menschen arbeiten möchte, nicht nur mit Maschinen. Und schon gar nicht möchte ich Menschen wie Maschinen behandeln. Meine eigene Freude am

Arztberuf möchte ich weitergeben. Falls Sie kein Arzt sind: Fragen Sie Ihren Arzt doch einmal, warum er seinen Beruf gewählt hat. Es muss nicht immer der Medizinmann sein, der ein persönliches Gespräch eröffnet. Was soll dieser seltsame steife Respekt? Ein Zimmer, zwei Menschen, ein Kummer. Trauen Sie sich! Auch zu lauschen.

Lauschen ist ein Wort, das dem Herzen gut steht. Man lauscht auf sein Herz. Vielleicht sollten wir uns das angewöhnen: Wieder mehr lauschen. In uns hinein und um uns herum. Das Herz hat sogar Ohren. Als solche werden die Ausstülpungen der Vorhöfe bezeichnet. Betrachtet man sie von außen, erinnern sie tatsächlich an zwei große Lauscher. Letztlich verleihen diese Lauscher dem Herz seine Form, und man nimmt an, dass in diesen besonderen Ohren besonders viele Nervenbahnen verlaufen. Was meine Patienten betrifft, stelle ich fest, dass sie nach einer Operation meistens hellhöriger sind als davor. Auf jeden Fall haben sie eine andere Beziehung zu ihrem Herzen als Menschen, deren Herz noch nie das Licht einer OP-Lampe erblickte.

Vermutlich haben Sie in Ihrem Leben schon einige Ärzte konsultiert. An welche erinnern Sie sich und warum? Weil einer seinen Computer so flott bediente? Ich vermute, Sie werden sich an Ärzte erinnern, die sich Ihnen zugewendet haben, die Ihnen zugehört haben, bei denen Sie sich gut aufgehoben fühlten. Richtig?

An manche Ärzte werden Sie sich nicht erinnern können, auch wenn sie Ihr Leben gerettet haben, zum Beispiel auf einer Intensivstation. Die Ärzte, die dort um Menschenleben kämpfen, haben oft gar keinen persönlichen Kontakt zu ihren Patienten, weil diese im Koma sind oder sich nach dem Aufenthalt auf der Intensivstation an nichts erinnern können.

Doch Fakt bleibt: Wir alle haben die Chance, jede Begegnung nach unseren Überzeugungen zu gestalten. Gewiss, das erfordert ein hohes Maß an Achtsamkeit von uns Ärzten, um nicht in unsere automatisierten Abläufe abzurutschen, den Autopiloten einzuschalten, uns mehr auf unsere technischen Helfer als auf den

Menschen zu konzentrieren. Unzählige Studien haben gezeigt, dass der Heilungsverlauf mit davon abhängt, wie wir uns einem Patienten zuwenden. Zuwendung bedeutet auch, dass wir eben nicht nur Sachleistungen anbieten, möglichst günstig bitte schön, sondern zusätzlich konkrete menschliche Hilfe.

Ein Mensch fasst einen anderen Menschen an, wenn er ihm in Liebe oder Wohlwollen zugetan ist. Eltern, Kinder, Liebespartner, Verwandte, Freunde. Wenn uns ein fremder Mensch an Stellen berührt, die wir entblößen, wenn wir den Oberkörper frei machen, stehen wir in der Regel vor einer Ärztin oder Physiotherapeutin. Es wird in gewisser Weise eine Grenze überschritten, doch sie ist legal. Der Grenzübertritt kann auch das Tor zur Seele öffnen. Leider untersuchen immer weniger Ärzte ihre Patienten mit den Händen. Dabei war das mal normal und gehörte zur ersten Kontaktaufnahme. Ich glaube, ich muss allmählich selbst aufpassen, nicht auf einem alten Normal zu beharren, aber es liegt mir am Herzen, dass es nicht in Vergessenheit gerät. Zufällig hörte ich kürzlich das Gespräch zweier Frauen. Die eine erzählte der anderen hin- und hergerissen zwischen Fassungslosigkeit und Staunen, dass ihre neue Ärztin sie angefasst habe: »So richtig, mit Bauch abtasten und aufs Knie klopfen mit dem Hämmerchen.«

»Da gehe ich auch mal hin«, meinte die andere und zückte ihr Handy, um den Namen zu notieren.

Dass wir es erwähnenswert finden, von einem Arzt berührt zu werden, ist eher traurig. Trotzdem musste ich schmunzeln, als ich das mitbekam.

Ich weiß aus eigener Erfahrung, wie dankbar es aufgenommen wird, wenn ich auch nur flüchtig den Arm eines Patienten berühre: »Haben Sie gut geschlafen?« Oder wenn ich einen Blick auf eine Wunde werfe, kurz Körperkontakt aufnehme. Diese Berührung ist nicht wichtig für die Wundheilung, und sie ist es doch, denn die Zuwendung gibt dem Patienten ein gutes Gefühl und stärkt ihn im Kampf und in der Genesung. Er wird als Mensch wahrgenommen. Auch wenn er jetzt, im Bett liegend, nichts mehr taugt, wie er vielleicht denken mag. Jemand wendet sich ihm zu. Er muss dafür nichts leisten.

Ich plädiere nicht dafür, dass wir zurückkehren zum Hörrohr, aber vielleicht doch zum Stethoskop? Daran erkennt man den Arzt in der Regel, doch heute ist das Stethoskop eher eine Halskette als ein Instrument. Ein Stethoskop, im Griechischen *Brustüberwacher,* ist ein besonders wichtiges, nicht invasives Instrument. Herzklappengeräusche sowie bestimmte Lungenerkrankungen können damit sehr gut erfasst werden. Das Stethoskop sollte das erste Untersuchungsinstrument sein, nicht das Röntgengerät!

Ein Stethoskop zu benutzen heißt nicht, auf den Ultraschall zu verzichten. Es bietet schlichtweg die Möglichkeit, Körperkontakt aufzubauen. Vielleicht wie ein Händeschütteln, das nun ja wahrscheinlich langfristig aus der Mode kommen wird. Als Chirurg bin ich von Hightech umgeben, ohne könnte ich gar nicht arbeiten. Doch wir sollten die Technik nicht überall als erste Wahl einsetzen. Wie oft kommen Patienten in eine Arztpraxis, haben noch keinen Arzt gesehen und werden geröntgt, »damit der Herr Doktor sich ein Bild machen kann«.

Nein, der Herr Doktor macht sich kein Bild, er *lässt* es machen.

Ein Patient erzählte mir von einem Arzttermin. Eigentlich wollte er ein Beratungsgespräch wegen der Herzrhythmusstörungen seiner Frau, die sich weigerte, selbst zum Arzt zu gehen. Die Arzt-Assistentin schickte den Stellvertreter-Patienten als Erstes zum EKG. »Aber mir fehlt nichts«, meinte er. »Das können Sie doch gar nicht wissen«, entgegnete sie und erklärte, dass das EKG routinemäßig durchgeführt werden müsse, ehe der Patient den Arzt sprechen könnte. Der Patient war daraufhin so durcheinander – *ist das richtig, und wenn mir jetzt was fehlt, aber ich bin doch wegen meiner Frau da* –, dass er, als er endlich mit dem Arzt sprechen konnte, der ihm den Eindruck vermittelte, sehr in Zeitnot zu sein, sein Anliegen nur noch teilweise vorbringen konnte.

Eine weitere Geschichte, womöglich noch kurioser: Eine Bekannte erzählte von ihrer Untersuchung beim Proktologen. Sie wurde in ein kühles Untersuchungszimmer voller Hightech geführt, sie beschrieb es als Raumkapsel. Von einer Assistentin bekam sie eine Papierunterhose mit einem Loch hinten ausgehändigt, sollte diese anziehen und wartete dann fröstelnd fünfundzwanzig Minuten auf den Arzt. In ihrem schauderhaften Dessous. Als der Arzt hereinkam, schaute er sie gar nicht an, sondern ging schnurstracks zu seinem Computer und tippte dort etwas ein.

»Wieso hast du es so lange ausgehalten?«, fragte ich.

»Weil ich froh war, den Termin bekommen zu haben.«

»Hat denn in der Praxis niemand gefragt, warum du überhaupt da warst?«, erkundigte ich mich.

»Am Telefon habe ich gesagt, dass ich vielleicht Hämorrhoiden habe.«

Ich stelle mir vor, ein Patient sagt zu mir: »Herr Doktor, ich habe vielleicht einen Herzinfarkt«, und daraufhin schneiden wir ihn auf. Und wenn wir ihn dann wieder zunähen, hat sich herausgestellt, dass es doch nur Liebeskummer war. Okay, Liebeskummer kann verdammt wehtun, aber deswegen gleich eine Herz-OP? Das funktioniert nur, wenn der Patient privatversichert ist, gestatten Sie mir diesen kleinen Scherz.

Meine Bekannte verließ die Praxis mit einem guten Rat der Assistentin, die ihren Chef verteidigt hatte: »Der Herr Doktor arbeitet seit acht Uhr morgens ohne Pause.« Womit sie jeden Verbesserungsvorschlag im Keim erstickte. Der gute Rat lautete, sie sollte es einmal mit Flohsamen versuchen, weil der Herr Doktor ja nichts gefunden hatte.

»Und?«

»Super Tipp. Hat geholfen.« Sie grinste. »Das nächste Mal spreche ich zuerst mit der Assistentin. Das würde viel Geld sparen, denn so eine Untersuchung kostet ja bestimmt eine Menge.«

»Sprich trotzdem mit dem Arzt«, sagte ich zu ihr. »Manchmal rennt man von morgens bis abends im Hamsterrad und merkt gar nicht, dass man sich selbst – und seinen Patienten – abhandenkommt.«

Woran liegt es? Am System, das schreibt sich leicht, aber davon bin ich überzeugt, denn ich glaube, dass wir in eine Sackgasse laufen. Doch das Tempo ist so hoch, dass kaum einer Zeit hat, sich zu besinnen. Der Medizinethiker und Philosoph Giovanni Maio deckt in seinem lesenswerten Buch *Den kranken Menschen verstehen* viele Mängel auf und tritt für eine Medizin der Zuwendung ein. Wie er bin ich der Meinung, dass es nicht nur Einzelne braucht, die Alternativen vorschlagen, sondern viele, Patienten und Ärzte, die sich eine Medizin für den Menschen wünschen. In dieser »Medizin der Zuwendung«, wie Maio sie nennt, ist uns bewusst, dass es schwere Krisen im Leben gibt. Wir kämpfen weniger gegen den Tod als für Lebensqualität. Und wir wissen, dass es nicht darum geht, einen alten Normalzustand nach einer Krankheit zu erreichen, sondern ein neues Normal zu gestalten. Ich wünsche mir, dass wir die Kurve bald kriegen!

In der Gynäkologie sehen wir, dass werdende Mütter, anstatt in sich hineinzuhorchen, auf den Monitor starren und Baby fernsehen. Sie nehmen hauptsächlich visuell Kontakt mit dem Ungeborenen in ihrer Gebärmutter auf, was auch an der intensiven ärztlichen Begleitung einer Schwangerschaft liegt, die heute mancherorts wie eine Krankheit behandelt wird. Ohne ärztlichen Beistand scheint Gebären nicht mehr möglich.

Sterben auch nicht. Immer mehr Menschen sterben im Krankenhaus. Ich nehme wahr, dass sich auch Angehörige zum Teil weniger am Befinden ihrer Lieben orientieren als an den Bildschirmen über den Betten. Anstatt eine Hand zu halten, zu sprechen, zu streicheln, werden Monitore fixiert und wird nach Pflegekräften gerufen: »Eben war die Zahl noch unter hundert, jetzt ist sie darüber.« »Die rote Linie hüpft dauernd und es piept. Ist das gefährlich?«

Ja, es piept. Und ja, das ist gefährlich.

SCHONZEIT

Mein erster Patient an diesem Nachmittag war fünfundsechzig Jahre alt, also nicht mehr ganz jung, und sollte einen Bypass bekommen. Zwei Tage zuvor hatte unsere Kardiologin bei einer Herzkatheteruntersuchung festgestellt, dass es nicht möglich war, einen Stent zu setzen. Herr Braun wollte sich aber nicht mit einer Operation abfinden, »bloß, weil ich privatversichert bin«, zumal sein Arbeitskollege im letzten Jahr doch einen Stent bekommen hatte. »Man merkt ihm gar nichts an, er ist wieder ganz der Alte.« Geduldig erklärte ich dem Patienten, dass die Langzeitprognose mit Stents in seinem Fall keine gute war. Er wollte aber partout keine Operation. Seine Frau wirkte regelrecht verzweifelt. Ich sah ihr an, dass sie ihren Mann in den letzten achtundvierzig Stunden geradezu beschworen hatte, dem Bypass zuzustimmen – vergeblich.

Was die Angehörigen von Patienten in dieser Phase tragen, ist manchmal schier übermenschlich. Angehörig … die Bedeutung liegt schon im Wort: Ich gehöre zu einem anderen – im Guten wie im Schlechten. Nachfolgend ein paar Gedanken zu dieser Verbindung, die so unendlich hilfreich, aber eben auch vernichtend sein kann.

Geht es dir gut, geht es mir auch gut.
Geht es dir schlecht, geht es mir auch nicht gut.
Geht es dir schlecht und du tust so, als würde es dir gut gehen,
dann geht es mir schlecht, und ich versuche, dir dabei zu helfen,
dass du zugeben kannst, dass es dir nicht gut geht.
Warum lässt du mich nicht an deinem Kummer teilhaben?

Geteiltes Leid ist halbes Leid.
Glaubst du, ich bin zu schwach für deine Sorgen?
Warum sagst du, dass alles in Ordnung ist, warum gibst du nicht zu, dass nichts, nichts, nichts in Ordnung ist?

Ich darf nichts sagen, sonst regst du dich auf.
Ich muss so tun, als wäre alles in Ordnung.
Weil du über die Spielregeln bestimmst.
Aber du bluffst.

Ich werde wahnsinnig, weil du nichts von dem tust, was der Doktor gesagt hat.
Ich will dir nicht ständig deine Tabletten hinterhertragen.
Du bist erwachsen! Und benimmst dich wie ein Kleinkind.

Ich bin wie gefesselt und geknebelt.
Du treibst mich von dir weg.

Du musst nicht die Starke spielen.
Dann kann ich dich nicht spüren.
Ich wäre so gern für dich da. Gerade jetzt.
Bitte, sei nicht so abweisend.

Ich halte es nicht aus, dich leiden zu sehen.
Es bricht mir das Herz.
Wie nur kann ich dir helfen?

Ich will nicht, dass alles anders wird.
Ich will es einfach nicht!

Hättest du weniger geraucht und gesünder gelebt, wie ich es dir immer gepredigt habe, wärst du jetzt nicht in dieser Situation.
Und wenn du dann in der Klinik bist. Wer muss sich um alles kümmern? Und danach?

Du bist rücksichtslos. Aber das darf ich dir nicht sagen.
Ich muss ganz lieb sein. Sonst bin ich die Böse.

Wirst du nun ein alter kranker Mann werden?
Ich fühle mich jung. Ich will leben!

Wie lange dauert das noch?
Das Warten macht mich ganz verrückt.
Wann endlich kriegen wir einen Termin für die Operation?
Ich habe so große Angst und will nicht, dass du es merkst.
Nachts wache ich auf und höre dich atmen und denke, wenn es auf einmal still wäre neben mir … Für immer …

Das Herz ausschütten

Wenn ein Mensch eine schlimme Diagnose erhält, kennen ihn nicht nur seine Angehörigen manchmal nicht mehr; er kennt sich selbst kaum mehr. Ohne es zu wollen, aus tiefster Verzweiflung heraus, die er aber nicht teilen kann, brüskiert er seine Umgebung, die ihn unterstützen möchte. Er legt sich einen Panzer zu, wirkt unnahbar, abweisend. Oft begreifen Angehörige und Freunde erst spät, dass das Schutzmechanismen sind.

Mancher Kranke hegt Gedanken, für die er sich schämt. So kann es geschehen, dass er die anderen dafür hasst, dass sie gesund sind. Obwohl es doch gleichzeitig seine liebsten Menschen sind und er ihnen niemals etwas Böses wünschen würde. So war es, als alles noch normal war.

Es ist enorm wichtig, diese Mechanismen zu durchschauen, denn eines Tages wird es ein neues Normal geben, und das erwächst aus unserem Verhalten in der Krise. Wir sind das Resultat unserer Vergangenheit. Unser Morgen gestalten wir heute.

Je nachdem, wie viel Ahnung die Angehörigen von Psychologie haben, oder einfach, wie gereift ihre Persönlichkeit ist, reagieren sie auf Zurückweisungen, Ruppigkeiten, Kränkungen etc. Wenn sie alles persönlich nehmen und sich in Dramen an der Oberfläche verwickeln lassen, kann die Lage eskalieren. Dabei wäre es jetzt wichtig, dass einer die Führung übernimmt, idealerweise der Gesunde, der nicht direkt von einer Krise Betroffene. Aber: Wenn derjenige erkrankt, der das Sagen hat, will er es womöglich behalten, nein, er will nicht, er muss. Sonst findet er sich noch weniger zurecht und fühlt sich noch wertloser. So verhindert er aber die Erleichterung, die er erfahren könnte, wenn er den anderen signalisieren würde: Lasst mich mal ein bisschen ausruhen. Übernehmt ihr das Ruder. Und die anderen könnten sagen: Ja, das machen wir, wir vertreten dich, bis du wieder auf dem Posten bist.

Wenn ich bemerke, dass die Situation in einer Familie zu entgleisen droht, versuche ich manchmal zu vermitteln. Meistens empfehle ich eine psychologische Begleitung. Meiner Meinung nach sollte sie den Patienten und ihren Angehörigen ganz selbstverständlich zur Seite gestellt werden, so wie Krücken bei einem Beinbruch. Es gibt Vorgeschichten, die das Scheitern sehr wahrscheinlich machen. Zum Beispiel, wenn ein erfolgreicher Manager, der sein Familienleben komplett in die Hände seiner Frau gelegt hat, zu Hause eher ein Gast war, bald nach Beginn seines Ruhestandes erkrankt und damit die Vereinbarung bricht, dass die beiden, »wenn er endlich frei ist«, den Neigungen der Ehefrau folgen. Eine Hundepension eröffnen, eine Weltreise machen, aufs Land ziehen oder was auch immer. Viele Jahre lang hat die Frau zurückgesteckt. Doch nun wird es gar nichts geben oder zumindest nicht so, wie sich die beiden das ausgemalt haben. Klinik statt Karibik. Je nachdem, wie tief die Liebe ist, und das offenbart sich dann sehr schnell, kann auch viel Verbitterung aufbrechen. Wut.

»Immer ist irgendwas.
Dafür kann ich doch nichts!
Doch natürlich! Hättest du …«

Schuldzuweisungen und Schuldgefühle belasten die ohnehin Gebeutelten schwer. Aus Erfahrung weiß ich, dass Offenheit der beste

Rat ist. Und viel miteinander reden, sich gegenseitig, wie es so schön heißt, das Herz ausschütten. Denn auch das Herz der Angehörigen ist voller Kummer. Wie die Erkrankten durchleben sie die fünf Phasen der Krisenbewältigung mit all den Gefühlen.

Eine Krise, eine schwere Erkrankung kann Paare, Familien und Freunde auch zusammenschweißen. Man merkt, wie sehr man einander liebt. Wie wichtig man sich ist. Man erinnert sich, was man gemeinsam alles erlebt hat, Höhen und Tiefen. Schöpft Kraft aus gemeisterten Herausforderungen. Macht sich Mut. Knüpft neue Herzensverbindungen. Steht füreinander ein. Auch Menschen, die sich vorher gar nicht so nahestanden, rücken nun sehr eng zusammen. Sie spüren, worum es eigentlich geht im Leben. Sind manchmal sogar dankbar, diesen »Denkzettel«, wie es einmal eine Patientin ausdrückte, bekommen zu haben. »Ich bin froh, dass das alles passiert ist«, sagte sie. »Davor haben wir eigentlich nur noch nebeneinanderher gelebt. Meine Erkrankung hat uns gezeigt, wie wichtig wir füreinander sind. Und worauf es im Leben ankommt. Nämlich auf die guten Gefühle, die man teilt, auf die Liebe und Verbundenheit. Auch nach all den Jahren. Wir haben noch einmal ganz bewusst Ja zueinander gesagt.«

Andere Paare entdecken Seiten an sich, die sie überraschen. »Ich würde für meine Frau sterben«, sagte mir einmal ein Mann unter Tränen. »Das habe ich vorher nicht geahnt. Ich liebe sie so sehr, jetzt weiß ich, wie sehr. Als sie da so bleich und mit all den Schläuchen im Koma lag: Es hat mir das Herz zerrissen.«

Von einer Frau hörte ich: »Ich dachte immer, ich bin eher ein kühler Typ. Bei uns zu Hause wurde nie über Gefühle gesprochen. Wir waren Intellektuelle, darauf war man bei uns stolz. Aber als mein Mann so schwer krank war, habe ich das nicht intellektuell gemeistert. Ich habe das erste Mal in meinem Leben eine so tiefe Fürsorge und Liebe in mir gespürt, wie ich es nicht für möglich gehalten hätte.«

Eine andere Frau entdeckte ganz neue Aufgaben für sich selbst: »Immer hat mein Mann alles bestimmt. Dann konnte er nicht mehr, und auf einmal musste ich ans Steuer. Am liebsten hätte ich mich heulend in eine Ecke gesetzt. Aber das ging ja nicht. Jetzt war ich dran. Also hab ich gemacht, was getan werden musste. Widerwillig. Denn das hatte ich mir ja nicht ausgesucht. Aber nach einer Weile hat es mir Spaß gemacht, und heute führen wir eine Beziehung auf Augenhöhe, und das tut uns beiden gut.«

Solche Wendungen zum Guten sollten wir mit anderen teilen, denn sie zeigen uns, dass es sich lohnt, alte Verhaltensmuster hinter sich zu lassen. Das Gewohnte abzulegen, etwas Neues zu versuchen. Wenn ich so eine Begebenheit manchmal im Kollegenkreis wiedergebe, wundern sich manche. »Mir erzählt keiner solche Geschichten.«

Einmal erwiderte eine Kollegin dann: »Weil du sie gar nicht hören wollen würdest.«

Ja, ich glaube, meine Patienten spüren, dass ich mich über ihr Herz und ihre Gefäße hinaus für sie interessiere. Manchen habe ich auch von unserer Stiftung erzählt. Es ist wichtig, so viele Informationen wie möglich zu sammeln, damit wir andere Menschen, die am Anfang eines schweren Weges stehen, optimal unterstützen können.

Nicht immer gibt es ein Happy End, vor allem nicht, wenn vor der großen Krise viele kleine schwelten und manches im Argen lag. Am liebsten würde Frau Müller ihre Sachen packen und das Weite suchen. Seit dessen Geburt hat sie nichts als Stress mit ihrem Bruder. Und jetzt auch noch das: eine Herzoperation, gerade als sie sich endgültig aus diesen zerstörerischen Verstrickungen lösen wollte. Wie oft hat er sie belogen und betrogen, ja sogar bestohlen.

Aber er hat doch nur mich.
Jetzt zu gehen … das bringe ich nicht übers Herz.
Oder doch?
Was werden die anderen über mich denken?
Die sehen doch nur den armen Bruder, wie immer!
Ich habe ja gar keine Wahl!

Doch. Zumindest sollte sie eine Wahl haben. Gewiss, einen hilfsbedürftigen Menschen lässt man nicht im Stich. Und ja, in so einer Krise kann man neu zueinanderfinden. Doch wir kennen die Vorgeschichte nicht. Es steht uns nicht zu, zu urteilen.

Wie meistens gibt es auch bei Krankheiten einen Verhaltenskodex. Sich während einer schweren Krankheit vom Partner trennen oder ein Familienmitglied im Stich lassen … so was tut man nicht. Diese Erwartungen setzen die Betroffenen sehr unter Druck. Sie machen sich selbst große Vorwürfe, wenn sie nicht dem fürsorglichen, liebevollen Bild entsprechen, das die Gesellschaft ihnen in dieser Situation vorgibt. Einer ist krank, ein anderer hält zu ihm, gibt ihm Kraft, und am Ende ist alles gut, und wenn sie nicht gestorben sind, dann leben sie noch heute.

»Herr Doktor, ich glaube, ich bin ein schlechter Mensch. Mein Mann kann ja nichts dafür, aber wenn er immer so keucht, weil er doch so schlecht Luft bekommt … da werde ich richtig aggressiv.«

So etwas höre ich natürlich nur, wenn wir im Laufe der Zeit ein Vertrauensverhältnis aufgebaut haben. Manchmal kommen mir solche Gespräche wie Beichten vor. Wenn ich dann sagen kann: »Sie sind nicht die Erste, die mir so etwas erzählt«, sind die Menschen sehr erleichtert.

Es gibt gute und schlechte Tage, wir sind Menschen, keine Heiligen. Das sollen wir akzeptieren und uns nicht an Idealen messen, die wir nie erreichen können. Woher kommen die denn? Wenn niemand die Schattenseiten thematisiert, fühlt sich jeder, der dem Ideal nicht entspricht, falsch. Als wäre er der Einzige, bei dem etwas nicht stimmt. Das ist aber nicht wahr. Deshalb bin ich dafür, so offen wie möglich über alles zu sprechen. Damit jemand erkennt: Ich bin ja gar nicht allein! Andere haben solche Gefühle auch.

Es gehört zum Schicksal der Angehörigen, dass sie im Vorfeld einer großen Operation sehr viel zu tragen haben. Sie stehen an vorderster Front, auch wenn sie keine körperlichen Schmerzen haben. Sie bekommen die ganze Verzweiflung und alle extremen Gefühle ab, sind selbst auch verzweifelt, was sie sich nicht anmerken lassen wollen, und haben Angst, die sie ebenfalls für sich behalten. Einmal sagte eine Frau zu mir: »Im Grunde bin ich noch viel mehr betroffen als mein Mann. Wenn es schiefgeht, ist er weg. Aber das merkt er ja nicht. Während ich dann ohne ihn weiterleben muss. Und das würde ich sehr wohl merken.«

Selten sprechen Patienten und Angehörige so klare Worte. Meistens sind diese Befürchtungen in Sorge verpackt, oder jemand spielt den Helden … doch letztlich sind das alles Maskierungen der Angst. Wir haben nun einmal Angst, wenn wir aus unserem Normal fallen, das ist so von Anbeginn an.

Wie wäre es an dieser Stelle mit einer Checkliste? Denn sie ist der Schlüssel zu einem klugen Krisenmanagement.

- Sammeln Sie Informationen aus unterschiedlichen Quellen.
- Machen Sie sich ein klares Bild der Lage.
- Entlarven Sie Verhaltensmuster und Glaubenssätze, die Ihnen jetzt hinderlich sein können.
- Machen Sie sich bewusst, dass die Situation so ist, wie sie ist, und dass es von Ihnen abhängt, wie es weitergeht.
- Suchen Sie sich Verbündete, mit denen Sie offen sprechen können.
- Hören Sie immer auf Ihr Bauchgefühl.
- Machen Sie sich Ihre Ressourcen bewusst; dies ist vermutlich nicht die erste Krise in Ihrem Leben, also wissen Sie, wie Sie Ihre Kräfte mobilisieren können und was Sie brauchen.
- Haben Sie Mut und seien Sie zuversichtlich.
- Sie können eine getroffene Entscheidung jederzeit revidieren.

Das machte auch mein Patient Herr Braun, den ich Ihnen am Anfang dieses Kapitels vorstellte. Erinnern Sie sich? Er wollte keinen Bypass, sondern einen Stent, obwohl alle Befunde dagegensprachen.

»So wie Ihre Gefäße beschaffen sind, würden Stents ein zu hohes Risiko für Komplikationen bedeuten«, erklärte ich ihm noch einmal, während seine Frau, ein feuchtes Papiertaschentuch zwischen den Händen zwirbelnd, kummervoll nickte.

»Was denn für Komplikationen?«, fragte er ruppig. Auch das hatte ich ihm bereits erklärt, doch nun war zum ersten Mal die Tür einen kleinen Spalt weit offen. Manchmal frage ich mich selbst, warum ich so geduldig sein kann, denn eigentlich gehört Geduld nicht zu meinen Stärken. Aber wenn ich mich in die Lage eines Patienten hineinversetze, ist es relativ einfach, geduldig zu sein. Ich wäre in seiner Situation auch froh, wenn ich einen geduldigen Doc an meiner Seite hätte, der mein Tempo geht, anstatt mir seines aufzudrängen.

»Ein Gefäß kann reißen, Blutungen würden folgen … das alles würde eine Not-OP nach sich ziehen. Ich kann mich nur wiederholen: In Ihrem Fall wäre eine Operation das Beste.«

Schwer seufzte Frau Braun. Schaute ihren Mann an. Bittend aus einem Auge, wütend aus dem anderen.

Unvermittelt sagte Herr Braun: »Unsere Enkel, es sind Zwillinge, spielen am liebsten Fußball.«

»Tore können Sie auch mit einem Bypass machen«, sagte ich. »Nicht gleich nach der OP, aber nach einer Weile.«

»Okay«, sagte er da.

Vor Schreck ließ seine Frau das Taschentuch fallen, das aus vielen kleinen weißen Würmern bestand. »Das wollte ich nicht«, sagte sie erschrocken.

»Ob ich die noch mal zusammennähen kann, weiß ich nicht«, sagte ich. »Aber ich kann es versuchen.«

Wir lachten alle drei. Es war eine Befreiung.

So lernte ich die Brauns kennen, vor allem Frau Braun, die mir seither jedes Jahr Ostern und Weihnachten eine Grußkarte schickt. Meiner Erfahrung nach gehen Männer und Frauen anders mit einer bevorstehenden Operation um, sowohl als Patientinnen als auch als Angehörige. Es ist ein Unterschied im Verhaltensmuster der Frauen gegenüber den Männern. Männer halten weniger aus als Frauen, manchmal kommen die Männer gar nicht mit zum Gespräch, weil sie sich fürchten. Statt dem Patienten sitzt seine Frau vor mir, und sie hat zur Unterstützung ihre beste Freundin dabei.

Das erinnert mich an die Unterschiede bei einer Wegbeschreibung. Frauen merken sich Landmarks. Links abbiegen an der Litfaßsäule, geradeaus weiter bis zum roten Haus, dann rechts. Der Mann bleibt auf der Hauptstraße und hält sich an der Tankstelle nördlich. Wenn ich einer Frau den Weg erkläre, werde ich sie nicht nach Norden schicken und einem Mann kein rotes Haus als Anhaltspunkt nennen. *Welches Haus? War da ein Haus? Rot? Wie jetzt?* Es bringt auch nichts, ungeduldig zu werden, wenn der Mann das Haus nicht sieht und die Frau sich im Kreis dreht. Was aber wirklich etwas bringt, wenn wir das Ganze jetzt wieder auf die Medizin übertragen, das ist personalisierte Medizin. Daran arbeiten wir an unserer Poliklinik. Damit wir jeden Patienten und jede Patientin mitsamt ihren Angehörigen individuell begleiten können.

Ich erinnere mich an eine Patientin, die sich eigentlich nicht operieren lassen wollte. »Mein Leben war sehr schön«, sagte sie. »Es war ein erfülltes Leben. Ich bin nun Mitte siebzig. Wenn Sie meine Herzklappe operieren, wird es sehr lange dauern, bis ich wieder auf die Beine komme, und Sie haben mir ja gesagt, dass ich große Einbußen haben werde.«

»Ja. Ihre Lebensqualität wird deutlich abnehmen.«

»Das möchte ich nicht.«

So klaren Patienten begegnet man selten. Diese Frau hat mich sehr beeindruckt. Letztlich habe ich sie doch operiert, weil ihr Mann sie so inständig gebeten hatte. Sie stimmte sozusagen gegen ihren eigenen Willen zu. Vier Monate nach der Operation teilte mir der Mann mit, sie sei während eines Spaziergangs mit dem Hund verstorben. Er klang sehr traurig am Telefon, und es war ihm bewusst, dass sie die Operation für ihn durchgestanden hatte. Und obwohl ihm das leidtat, war er unendlich dankbar für diese vier letzten Monate. »In dieser Zeit erst habe ich die Stärke erworben, ohne sie weitermachen zu können.«

»Was für ein Abschiedsgeschenk«, entfuhr es mir.

Auch er schickt mir hin und wieder eine Mail mit einem Foto seines Hundes.

Unvergessen ist mir auch ein Paar um die sechzig. Sie behandelte »die Sache« wie eine Handwerkerin. Die Pumpe ist kaputt, muss repariert werden, dann läuft alles wieder. Ihrem Mann jedoch war die Angst um sie anzusehen.

»Von meiner Seite ist alles klar, ich habe keine Fragen mehr«, teilte sie mir mit.

Ihr Mann nickte ergeben.

Wir waren so weit fertig, die beiden standen auf.

Auf einmal brach es aus dem Mann heraus. »Ich hab solche Angst, dass etwas schiefgeht, ich habe so eine fürchterliche Scheißangst.« Er schlug die Hände vors Gesicht und begann zu weinen.

Ich weiß ja meistens, was ich als Nächstes machen werde, und Herzchirurgen entscheiden schnell. Doch hier beschloss ich, gar nichts zu tun. Ich blieb sitzen und verhielt mich still. Die beiden nahmen mich gar nicht mehr zur Kenntnis, und ich wurde Zeuge einer tief bewegenden Szene. Das Ehepaar stand eng umschlungen an der Tür, und auf einmal begann meine Patientin zu weinen. Dadurch gewann ihr Mann die Fassung zurück.

»Entschuldigung«, sagten sie im Duett, als hätten sie es abgesprochen, fassten sich bei der Hand und gingen hinaus.

Im Fahrstuhl traf ich später zufällig unsere Psychologin und erzählte ihr von den beiden. Sie erklärte mir, dass der Ehemann die Angst seiner Frau sozusagen stellvertretend übernommen hatte, um sie davor zu schützen, sie ertragen zu müssen.

Aus Liebe

Aus Liebe geschehen wunderbare Dinge. Liebe heilt. Liebe schafft es, eine Brücke zu bauen vom alten Normal durch das Niemandsland ins neue Normal. Trotzdem rate ich allen meinen Patienten und ihren Familien und Freunden, in Herzangelegenheiten mit

Fachleuten zu sprechen. Holt euch einen Psychologen ins Boot für diese Reise. Denn das, was jetzt geschieht, ist kein beschaulicher Ruderausflug. Das ist raue See, meterhohe Wellen, völlige Orientierungslosigkeit in der Gischt und hungrige Fische überall. Dafür haben wir keine Regeln gelernt. Oder eben erst begonnen mit unserer Checkliste. Denken Sie noch dran?

Wer gelernt hat, regelmäßig Probleme zu verstehen und zu lösen, der wird auch das nun anstehende in eine sachliche Angelegenheit umwandeln können. Als solches kann es relativiert und dann bewältigt werden. Wie gut das gelingt, hängt aber davon ab, wie ein Mensch bis zu diesem Moment gelebt hat. Jeder von uns ist das Resultat seiner Vergangenheit. Reife Persönlichkeiten sind krisenfester.

Menschen, die sicher im Leben stehen, können leichter Zusatzkräfte aktivieren. Die wirft so leicht nichts aus der Bahn. Sie haben vor allem, und das ist das Entscheidende, Wahlfreiheit. Doch das wird einem nicht in die Wiege gelegt, man erwirbt sie im Lauf der Zeit, auch wenn man nicht das Glück hatte, mit einem Speckgürtel an Urvertrauen groß geworden zu sein. Letztlich kommt es darauf an, sich einen inneren Schutzraum zu schaffen, in dem nur Menschen, Tieren, Dingen Eintritt gewährt wird, die uns guttun. Und natürlich unseren schönen Erinnerungen, Interessen, allem, womit wir auf besondere Weise verbunden sind. Was uns Kraft gibt, ist ein Anker in unserem Leben. Je stärker wir mit unseren Bezugspunkten verbunden sind, je sicherer wir uns in unserem inneren Schutzraum fühlen, desto besser können wir Krisen bewältigen. Ohne sichere Basis übernimmt die Amygdala das Kommando: kämpfen oder fliehen.

Kennen Sie Ihren inneren Schutzraum, diesen Seelenbereich? Hat er sich im Lauf der Jahre verändert? Und begleiten Sie noch immer dieselben Menschen?

Krisenzeiten sind Feuerproben für Freundschaften. Auch wenn Freundschaften intensiver erlebt werden als Verwandtschaft, sie sind kündbar. Gelegentlich hat ein Freund zu schwache Nerven für einen Besuch im Krankenhaus. So ein Im-Stich-Lassen ist in der Regel nicht mehr zu reparieren. Wenn das Vertrauen einen Riss bekommen hat, gibt auch der Herzchirurg auf. Für so eine Wunde habe ich keinen passenden Faden. Doch ich weiß, dass dann plötzlich wie vom Himmel gefallen neue Menschen am Horizont auftauchen. Zuweilen lernen sich Freunde fürs Leben sogar als Leidensgenossen in der Klinik kennen. Ich möchte ja nicht nerven, aber auch den Spruch habe ich schon gehört: »Stellen Sie sich vor, Herr Doktor, ohne den ganzen Mist hier hätte ich Frau Baumann niemals kennengelernt, und dann hätte ich echt was verpasst!«

IM VAKUUM

Warten.
Warten. Warten.
Warten. Warten. Warten. Warten. Warten. Warten.
Mach doch mal was Schönes.
Jetzt, wo es noch möglich ist.
Wer weiß, wie es dir nach der Klinik ergeht.
Bald hast du es hinter dir.
Das schaffst du schon.
Ach, wäre es doch schon vorbei!
Warten.
Jetzt hätte ich Zeit für all die Sachen, die ich gerne mache. Ich könnte lesen oder meine Modelleisenbahn aufbauen, ich könnte spazieren gehen, meine Fotos sortieren.
Aber es geht nicht.
Warten.
Wie lange so ein Tag dauert.
Hoffentlich verschieben sie den Termin nicht!
Alles nervt mich.
Muss mich zusammenreißen, ich verbreite ja nur noch schlechte Stimmung.
Was soll ich dem Chef sagen, wann ich wiederkomme, ich weiß es doch nicht.
Meine Frau will Sex, aber ich kann nicht. Ich hab den Kopf so voll. Dabei ist nichts zu tun. Nur Warten.
Warten. Warten. Warten. Warten. Warten. Warten. Warten.
Angenommen, das sind die letzten schönen Augenblicke meines Lebens. Angenommen, es läuft was schief. Dann werde ich

mich ganz schön ärgern, dass ich meine letzten Tage mit exzessivem Warten verbracht habe, anstatt schöne Dinge zu unternehmen, jetzt, wo es noch möglich wäre.
Vielleicht sollte ich die Operation absagen?
Ich habe keine Lust mehr, ständig allen am Telefon zu sagen, dass es noch nicht so weit ist.
Corona macht mich fertig. Das darf ich mir jetzt auf keinen Fall einfangen. Keiner aus der Familie darf das kriegen. Sonst operieren sie mich womöglich nicht. Oder sie haben kein freies Bett für mich, weil alles mit Corona-Patienten belegt ist. Und wie ist das, wenn mich meine Familie nach der Operation nicht besuchen darf und auch nicht während der Reha, wenn ich in der schwersten Zeit meines Lebens mutterseelenallein in einer fremden Umgebung liege – abgeschnitten, isoliert, verzweifelt …

Ja, das könnte sein. An den Kliniken, an denen ich tätig bin, wurden viele Eingriffe verschoben. Die Patienten, die die Operation gern so lange wie möglich hinausgeschoben hätten, merkten nun, dass sie sie inniglich herbeisehnten. Endlich wieder befreit leben, ohne dieses Damoklesschwert. Ich habe die Erfahrung gemacht, dass es einen individuell unterschiedlichen Zeitraum gibt von der Diagnose bis zur Operation, der für einen Patienten gut verträglich ist. Geht es zu schnell, hat er zu wenig Zeit, sich in die Situation hineinzufinden. Geht es zu langsam, kann er psychisch instabil werden. Gelegentlich sitzt dann ein Nervenbündel vor mir, und das ist kontraproduktiv, denn für die Operation und die Zeit danach benötigen die Patienten ihre gesamte Kraft. Corona hat viele Patienten stark belastet mit zusätzlicher Angst, an dem Virus zu erkranken. Die Pandemie füllte die Intensivstationen. Wir brauchen nach jeder unserer Operationen ein Intensivbett mit Beatmungsplatz. Wobei ein Herz ohne Notfall geduldig ist und in vielen Fällen eine Weile warten kann. Andere Erkrankungen können während der Wartezeit tödlich enden. Ein Krebs stoppt sein

Wachstum nicht, weil die Welt gerade Pandemie hat. Auch für die Angehörigen ist diese Wartezeit hart, denn irgendwann sind auch ihre Kräfte erschöpft, ihre Liebsten immer wieder zu trösten, zu motivieren, immer wieder die gleichen Gespräche, alles dreht sich im Kreis.

Meiner Meinung nach müssen wir dringend handeln: Kapazitäten erhöhen, Arbeitsprozesse verbessern, neue Wege gehen, damit die Wartezeiten kürzer werden. Zu langes Warten macht krank. Wer vertraut ist mit Entspannungstechniken wie Yoga oder Atemübungen, ist, wie Menschen, die gelernt haben zu meditieren, im Vorteil. In der Meditation lernen wir, die Gedanken zur Ruhe zu bringen. Wir atmen tiefer, das tut dem ganzen Körper gut. Im Idealfall schenkt Meditation uns Gelassenheit und Zuversicht. Ängste verringern sich. Wir lernen den Augenblick zu schätzen und werden achtsamer für unsere Sinneswahrnehmungen. Wir schöpfen neue Kraft in der Ruhe, tief in uns selbst. Studien haben sogar ergeben, dass Meditation Schmerzen lindert.

Viele weitere gute Gründe sprechen für die Meditation – denn eines ist unbestritten: Das Gedankenkarussell zehrt.

Habe ich alles richtig gemacht im Leben?
Ich hätte so gern noch.
Ich würde so gern noch.
Das hätte ich mir mal eher überlegen sollen.
Wenn es jetzt aus ist.
Das darf doch nicht sein.
Ich hab doch noch so viel vor.
Und meine Kinder.
Meine Frau, mein Mann.
Wie schnell die Zeit vergangen ist.
Hätte ich schon früher was merken können?
Warum muss ausgerechnet mir das passieren?
Ich möchte so gern leben, als ob nichts wäre.
Noch einmal wild tanzen.

Warten.
Und wenn jetzt noch was passiert?
Ich könnte noch mal einen Herzinfarkt kriegen, und dann?
Der Arzt hat gesagt, dass alles noch im grünen Bereich ist, dass das Aneurysma nicht reißen wird, aber die schauen doch nicht jeden Tag in mich rein. Wenn er sich irrt?

Die Patienten haben das Vertrauen in ihren Körper verloren. Schon einmal hat er sie im Stich gelassen, hat etwas gemacht, was er nicht hätte tun sollen, hat eine Arterie ausgebeult oder einen Tumor gebildet. Wie kann man wissen, dass es nicht wieder passiert? Manche horchen ständig in sich hinein. Sie wissen nicht mehr, was sie tun dürfen, werden zuweilen total passiv aus Angst, sich zu überlasten. Oder sie gehen ständig an beziehungsweise über ihre Grenzen, denn jetzt ist doch ihre letzte Gelegenheit, das Leben noch einmal zu genießen! Darunter leiden dann besonders die Angehörigen, die vor Sorge regelrecht krank werden.

Ich rate in vielen Fällen, so zu leben wie vor der Diagnose, vorausgesetzt, der Blutdruck ist in Ordnung. »Und wenn Sie bis jetzt zehn Kilometer mit dem Rad gefahren sind am Wochenende, fahren Sie nun eben sieben.«

So können die Patienten sich im Vorfeld schon an ein neues Normal gewöhnen. Ich möchte nicht sagen, dass sie nie wieder zehn Kilometer Rad fahren werden, doch sie sollten nicht automatisch davon ausgehen, dass nach einer Herzoperation alles wieder so wird wie vorher. Wer darauf beharrt, macht es sich sehr schwer.

Am schlimmsten sind die Nächte, wenn es still ist. Wenn alles schläft. Wenn man auf den ruhigen Atem des gesunden Menschen neben sich lauscht. Und der eigene Herzschlag so laut wird. Das ganze Zimmer ausfüllt. Die Welt ist zerfallen in Gesunde und Kranke. Ein Graben scheint sie zu trennen. Der wird breiter und breiter mit der Zeit. Warten ist nicht gesund, warten ist nicht gut für die Patienten, wir müssen diese Zeit unbedingt verkürzen.

Als ich noch in einem Transplantationsteam arbeitete, habe ich gesehen, wie die Patienten zusammenbrechen, wenn sie ein »versprochenes« Herz doch nicht bekamen. Patienten, die auf ein neues Herz warten, sitzen Tag und Nacht am Telefon und hoffen auf den erlösenden Anruf. Sobald ein passendes Herz gefunden ist, tickt die Uhr in einem Zeitfenster von etwa vier Stunden. Zwei Teams arbeiten gleichzeitig, das eine reist zu dem Spenderherz, das andere bereitet den Patienten auf die Operation vor. Doch dann geschieht manchmal etwas Unvorhergesehenes. Und der Patient hört: »Tut uns leid, das Herz kommt doch nicht.«

Die Sehnsucht nach dem alten Normal kann übermächtig werden. Im Normal kennen wir uns aus. Bewegen uns geschmeidig durch unsere Communitys, die Familie, Gruppen, zu denen wir gehören. Doch das, was uns nun widerfährt, macht uns zu einem Ausgestoßenen. Wir gehören nicht mehr dazu. Wir haben etwas, was unsere normalen Begleiter nicht haben. Gewiss, es gibt Gruppen, in denen haben das alle. Aber die kennen wir noch nicht. Und wollen sie ehrlich gesagt auch gar nicht kennenlernen. Innerlich fühlen wir uns zugehörig zu »den Normalen«, nicht zu einer Selbsthilfegruppe für eine Krankheit, zu einer Sammelklage als Betroffener, egal zu welchem Rand. Wir wollen wieder rein. Dazugehören.

Manchmal erzählen mir Patienten, dass sie sich danach sehnen, einkaufen zu gehen oder mit dem Auto von A nach B zu fahren. Ganz normal, und dass sie, falls sie das je wieder tun können, es immer genießen werden.

»Glauben Sie, es geht gut aus?«

»Wir alle geben unser Bestes«, antworte ich dann.

In dieser Phase beschäftigen sich einige Patienten auch ganz konkret mit ihrem Tod. Sie ziehen Bilanz, setzen ein Testament auf, manche planen ihre Beerdigung. Andere vermeiden solche Gedanken, denn wären sie nicht ein schlechtes Omen? Das Gleiche gilt für die Angehörigen. Manche drängen darauf, die letzten Wünsche zu hören, andere wollen nichts davon wissen. Manchmal hilft den Patienten ein Gespräch mit einem nicht zum engen Familienkreis gehörenden Freund oder Bekannten, der sozusagen von außen kommt und auch belastbarer ist. Ein Laie kann jedoch keinen Psychologen ersetzen. Und wir Ärzte würden natürlich gern eine Patientenverfügung sehen, damit wir wissen, wie wir im Ernstfall verfahren sollen.

Untersuchungshaft

Wenn ich manchmal den Flur unserer Poliklinik entlanggehe und in Patientengesichter blicke, erinnern mich einige an Gesichter von Angeklagten in Filmen. In »Untersuchungshaft« sitzen sie vor einer Tür, drinnen wird ihnen der Prozess gemacht. Sie werden hereingerufen, dann erfolgt der Richterspruch: »Der Angeklagte wird der Gefäßverkalkung in mehreren schweren Fällen schuldig gesprochen. Das Urteil lautet: fünf Bypässe. Es wird sofort vollstreckt.«

Einige Male schon sind die Patienten als Besucher in die Klinik gekommen. Sie nahmen Termine zu Voruntersuchungen und Gesprächen wahr. Aber immer gingen sie am selben Tag nach Hause, außer ihre Diagnose erforderte Übernachtung mit Vollpension. Diesmal kommen sie herein und gehen nicht nach Hause. Werden sie überhaupt jemals wieder an der frischen Luft sein, die Klinik auf ihren eigenen zwei Beinen verlassen oder im Rollstuhl oder … rausgetragen werden in einer Kiste …

Eine seltene, aber schreckliche Komplikation nach einem gefäßchirurgischen Eingriff ist eine Querschnittslähmung. Niemals werde ich den Patienten vergessen, der nach dem Aufwachen mit bewundernswerter Gelassenheit berichtete: »Ich kann meine Beine nicht mehr bewegen. Dennoch bin ich unendlich dankbar. Denn ohne die Operation wüsste ich jetzt gar nicht, dass ich meine Beine nicht bewegen kann. Dann wäre ich nämlich gar nicht da und würde nicht mit Ihnen sprechen. Oder bin ich tot und weiß es nicht, Herr Doktor?«

Er schaute mich an, als wäre er im Himmel, und das war er in gewisser Weise auch: Er hatte überlebt.

Ich besuchte diesen Patienten oft, und meistens saßen seine Frau und Tochter an seinem Bett. Zu dritt planten sie sein neues Leben im Rollstuhl. Keiner hatte mit so etwas gerechnet. Doch sie haderten nicht, sondern fanden überraschend schnell in ein neues Normal. Das berührte mich sehr. Denn immerhin lief der Patient vor der OP auf seinen eigenen Beinen. Seine Frau sagte mir mit einem Lächeln im Gesicht: »Wir müssen noch mal ganz von vorne anfangen, alles neu denken – mit Rollstuhl. Der wird uns immer daran erinnern, was für ein Glück mein Mann hatte. Ich glaube, jetzt wird unser Leben noch kostbarer.«

Bestimmt konnte diese Familie das Leben zuvor schon schätzen. Untersuchungen belegen, dass Menschen durch einen schweren Schicksalsschlag nicht zwingend depressiv werden. Es ist eher so, dass sie nach einer gewissen Zeit, wenn sie innerlich verarbeitet haben, was ihnen widerfahren ist, in ihrer Lebenszufriedenheit am alten Level anknüpfen. Der Lebenskünstler bleibt einer, auch wenn er im Rollstuhl sitzt. Das Gleiche gilt für den Griesgram. Beide haben dieselbe Wegstrecke hinter sich, und doch leben sie in verschiedenen Welten. Eine bemerkenswerte Erkenntnis der Glücksforschung ist in dem Zusammenhang, dass weder Reichtum noch Schönheit, noch – und das erstaunt vielleicht am meisten – körperliche Gesundheit mit einem hohen Glücksniveau korrelieren. Das bedeutet im Umkehrschluss, dass eine Enttäuschung, ein Verlust oder auch ein schwerer Schicksalsschlag Glück und Zufriedenheit nicht ausschließen. Daran kann man gezielt arbeiten. Das erleichtert auch den Aufenthalt in der Untersuchungshaft. Denn hier wird die Grenze, die es vorher in der Familie schon gab – ich krank, du gesund –, nun auch räumlich sichtbar. Einer bleibt im Krankenhaus, der andere geht nach Hause – in ein Normal, das aber jetzt schon keines mehr ist, denn auch für den zu Hause Bleibenden ist es nicht normal, dass er allein schläft, wie für den Kranken das Bett in der Klinik nicht normal ist. Er befindet sich nun auf der Zielgeraden, weil er glaubt, sein Ziel sei die Operation. Doch sie ist nur eine Etappe. Egal, wie oft man den Patienten das sagt, sie wollen es nicht hören. Für sie ist das Ziel die Operation.

Dann ist es so weit. »Draußen« ist alles geregelt. Jetzt muss der Patient nur noch zwei, drei Tage ausharren. Die Zeit verändert sich. Eigentlich gibt es gar keine mehr. Sie ist stehen geblieben. Und auf einmal rast sie dann doch. Viele Patienten lassen die jüngste Vergangenheit Revue passieren. Oder blicken weit zurück in ihrer Lebensgeschichte. Manchen fällt ein Urlaubsort von früher ein: *Da möchte ich noch einmal hin … wenn alles gut geht.* Wenn alles gut geht. Das denken sie oft, während sie sagen: »Es wird schon gut gehen.«

Muss ja.
Unkraut vergeht nicht.
Wird schon schiefgehen.
Mach dir mal keine Sorgen.
Das schaff ich schon.

In Untersuchungshaft kann der Patient nicht nach eigenem Belieben agieren. Er muss die Regeln befolgen, wird geweckt, wenn es Zeit ist, muss Fieber messen und viele andere komische Dinge tun, und das Essen schmeckt nicht. Wenn das nun aber doch seine letzten Mahlzeiten wären?

»Henkersmahlzeit«, versucht er einen Scherz bei seiner Frau.

»Sag so was nicht«, erwidert sie.

Im Pyjama laufen die Patienten heute nicht mehr durch die Klinik, so war das früher. Heute sind sie leger im Jogginganzug. Aber wenn jemand nie einen Jogginganzug trägt, erinnert ihn der ständig an seine Situation. Ich stelle mir gerade vor, in einem Patientenzimmer säßen Männer mit weißen Hemden und Krawatten, ein Sakko über der Schulter, und Frauen in Abendrobe. Was für ein Einfall!

Die Klinik darf nicht verlassen werden. Man ist ein bisschen entmündigt. Wenn man einen Termin hat, geht man nicht selbstständig hin, sondern wird geholt und gebracht. Man kann sein Leben nicht aktiv gestalten, es wird einem aus der Hand genommen. Manchmal kommt zur bereits bekannten Diagnose eine zweite hinzu. Große Aufregung. Dann ist der Tag vorbei. Wo ist er geblieben?

Und schon wieder folgt eine dieser Nächte, in denen die Gespenster aus den Ritzen kriechen. *Wirst du deinen Sohn noch einmal sehen? Wie wird die Familie ohne dich zurechtkommen? Wird das Geld reichen? Und was ist, wenn die Operation als solche zwar gut verläuft, du aber danach nicht mehr richtig funktionierst? Wie lange hält die Liebe das aus?*

Man hört so viele Geschichten. Auch von Patienten, die trotz ihres Termins nicht operiert wurden, weil ein Notfall vorgezogen werden musste. Manchmal wünscht man sich, man wäre selbst so ein Notfall. Damit man es endlich hinter sich hat. Man hört so viel. Der Tag ist entsetzlich lang. Am Nachmittag kommt die Familie.

»Jetzt hast du es bald geschafft.«

Es?
Was, es?
Die Operation?
Oder das ganze Leben?

Orientierungslos. Verloren. Einsam.
»Brauchen Sie noch etwas für die Nacht, Herr Meier?«, fragt die nette Schwester, die mit den Sommersprossen.
»Nein danke, alles okay.«
Wie oft man sagt: Alles okay. Dabei ist doch schon so lange nichts mehr okay.
Nichts gilt mehr. Aber dafür können die hier ja nichts.
Die tun ihr Bestes, auch wenn sie ganz schön überarbeitet sind.
Das merkt man erst, wenn man selbst betroffen ist, was das eigentlich heißt: Pflegenotstand.

Gute Geister

Die Schwester mit den Sommersprossen wäre, wenn alles nach Plan gelaufen wäre, seit zwei Stunden zu Hause. Aber es läuft ja nichts mehr nach Plan. Zumindest nicht nach den Plänen von den Leuten da oben, die gar nicht wissen, wer diese Pläne am Ende der Reihe ausführt, für einen geringen Lohn.

Eine wie die Schwester mit den Sommersprossen, die, so sagen es ihre Freunde, viel zu gut ist für die Welt. »Du musst mal Grenzen setzen«, sagt die Familie. »Denk doch mal an dich.« Aber wie soll sie das, wenn sie täglich erlebt, dass es an allen Ecken und Enden fehlt. »Du hast ja ein Helfersyndrom!« Das hat sie auch schon gehört und im Stillen gedacht: *Gott sei Dank gibt es Leute wie mich, sonst wüsste ich nicht, wie wir die Patienten versorgen sollten.* Aber es ist nicht mehr schön. Fast alles, was die Schwester mit den Sommersprossen lockte, ihren Beruf zu erlernen – und sie ist schon eine Weile dabei –, gibt es nicht mehr. Vor allem mangelt es an der Zeit, und sie sind immer zu wenige auf der Station, um die Arbeit zu bewältigen. Woher sollten sie die Zeit nehmen, das zu tun, was die Patienten so dringend brauchen: mal eine Hand halten, zuhören, ein paar nette Worte und ja: auch länger bleiben, wenn es mal hart auf hart kommt, vielleicht bis zum Ende. Wer möchte schon einsam sterben? Und keiner kriegt es mit, und irgendwann merkt man, dass hier gar keine Infusion mehr gewechselt werden muss.

Die Krankenschwester mit den Sommersprossen sagt, dass sie heute einen anderen Beruf wählen würde. Und dass ihr das leidtue. Aber sie hat zuweilen den Eindruck, als würde sie sich mehr um die Dokumentation und die Gerätschaften kümmern als um die Menschen. »Ich bin keine Krankenpflegerin, ich bin Computerpflegerin«, so hat sie es schon mal ausgedrückt.

Jetzt ist es auch schon egal; heute bleibt sie noch ein paar Minuten bei Herrn Meier. Während der ganzen Schicht wollte sie nach ihm schauen, aber es war einfach keine Zeit. Morgen hat er seine große Operation. Wenn sie nicht wieder in letzter Minute abgesagt wird, wie beim letzten Mal. Das war entsetzlich. Am besten nicht daran denken, das alles nicht so nah an sich heranlassen, das ist besser, weil sie ja nichts tun kann. Sonst hat sie noch ein schlechteres Gewissen, dass sie sich nicht richtig kümmern kann, und dann tut sie nachts wieder kaum ein Auge zu, gerade so als wäre sie diejenige, die morgen operiert wird. Und sie muss doch fit sein, sie sind doch nur zu viert auf der Station.

Ja, die Krankenschwestern und die Pfleger müssen wach sein. Sie sind die Ersten in der Klinik, die die Patienten sehen bei der Aufnahme, und die Letzten bei der Entlassung. Ihre Einschätzung ist wichtig: Wie geht es dem Patienten, was müssen wir wissen, worauf sollten wir achten, wie stabil ist er im Moment, auch psychisch? Können sie das herausfinden, wenn sie in erster Linie mit einem Computerprogramm beschäftigt sind und Felder ausfüllen? Die wichtige Gruppe der Krankenschwestern und -pfleger wird allzeit und überall vernachlässigt. Sie haben keine Lobby wie die Ärzte, besuchen keine Kongresse, werden gesellschaftlich noch immer nicht wirklich wertgeschätzt, auch Corona hat daran kaum etwas geändert. Sie tragen eine Klinik auf ihrem Rücken, und der Lohn ist mau. Ich habe unzählige Schwestern und Pfleger ausbrennen sehen, oder sie wurden hartfühlig – durch den täglichen Stress verloren sie Empathie, also genau jene Eigenschaft, die sie auszeichnet und die den Patienten durch diese schwere Zeit hilft. Mal ein nettes Wort, eine herzliche Berührung, ein Witzchen, eine fürsorgliche Frage. Das Gefühl, für die Patienten zu arbeiten, nicht gegen sie. Die Patienten als Menschen wahrzunehmen, nicht als Objekte, an denen der Dienstleister Pfleger seinen Job tut. Trost ist ein gutes Wort für das, was ich meine: *Ich bin nicht allein. Da ist jemand, der schaut nach mir, der fühlt vielleicht sogar ein bisschen mit mir …*

Patienten fühlen sich dem Pflegepersonal meistens viel näher als den Ärzten. Die kommen und gehen und sind irgendwo hoch oben. Das Pflegepersonal aber, das beim Essen und Waschen und auf der Toilette hilft, das sind die guten Geister. Viel Nähe, auch intensive Momente – wenn die Zeit dafür da ist. Ansonsten kann es geschehen, dass das Pflegepersonal die Patienten als lästig empfindet: *Was will er denn schon wieder, was ist denn jetzt schon wieder los …* Und das ist schrecklich, für beide Seiten. Das Personal geht nach Hause mit dem schlechten Gefühl, nicht genügt zu haben, und der Patient liegt allein und vergessen in seinem Bett und wagt vielleicht nicht zu klingeln, auch wenn ihm alles wehtut. Aber er will doch nicht schon wieder stören und darum bitten, umgebettet zu werden. So bleibt er liegen mit seinem Schmerz und verkrampft sich, und aus einer kleinen Sache kann dann eine große werden.

Das kann vielerlei Gründe haben. Einer ist COVID-19. Die Angst vor Ansteckung belastet Patienten zusätzlich. Impfen lassen, um sicherzugehen? Aber wirkt die Impfung? Und was ist, wenn man sie nicht verträgt? Zu den häufigsten Patientenfragen, die ich in den Jahren 2020 und 2021 beantwortete, gehört: »Was passiert, wenn ich Corona kriege, operieren Sie dann trotzdem?«

Ich antwortete ihnen: »Ihre Sorge ist berechtigt. Wenn Ihr Zustand es erlaubt, würden wir am liebsten warten. Wenn nicht, dann treffen wir zusätzliche Schutzmaßnahmen, wie auch bei Aids- oder Hepatitispatienten.«

Die große Angst packt nicht jeden Menschen, doch sehr viele. Angst ist nicht gleich Angst, sie kann sich ganz unterschiedlich äußern. Gewiss ist, dass es den meisten Menschen schwerfällt zu sagen: »Ich habe Angst.« Das Schweigen wiederum kann sie sehr einsam machen, erst recht, wenn sie ihre alten Rollen um jeden Preis aufrechterhalten wollen. Aber an jeder Schlüsselstelle der Kurve (siehe Seite 29) gibt es einen Gesprächseinstieg. Mit unserer Stiftung wollen wir ihn sichtbar machen und zeigen, wie jeder Patient dort abgeholt werden kann, wo er jetzt steht, noch ganz allein.

Rollenspiele

Nun ist es auch ein guter Zeitpunkt, uns von unseren Rollen zu verabschieden. Im Alltag sind Rollen nützlich, sie helfen uns oft weiter, weil wir dann automatisch wissen, wie wir uns zu verhalten haben. Doch automatisch wissen und lebendig sein, sind zweierlei. Jeder von uns »spielt« in seinem Leben viele Rollen. Wir sind Kind und Eltern, Chefs und Mitarbeiter, der Clown im Sportverein und der Bedenkenträger in der Hausgemeinschaft. Bei jedem Menschen, dem wir begegnen, nehmen wir eine andere Rolle ein, auch wenn sie sich nur in Nuancen unterscheiden. Wenn sich zwei alte Freunde treffen, stellen die Ehefrauen oftmals später fest: »So kannte ich dich gar nicht.«

Ja, man rutscht in die Rolle von früher hinein, es macht ein geborgenes Gefühl. Man kehrt auf den Platz, in das Verhalten zurück, das man irgendwann einmal gelernt hat. Doch wenn Rollen sich verfestigen, zu steinernen Statuen werden, büßen wir unsere Lebendigkeit ein. Wenn wir beispielsweise an der Rolle des starken Mannes festhalten oder an der Rolle der tapferen Frau – obwohl wir uns im Moment ganz anders fühlen –, wäre jetzt ein guter Zeitpunkt, sich damit auseinanderzusetzen, was geschehen würde, wenn wir diese Rolle hinterfragen, vielleicht sogar loslassen würden. Nach einer gewissen Irritation würde sich das komplette Spielfeld umstrukturieren, und das könnte allen Beteiligten guttun.

Aber es kann auch Angst machen. Deshalb ist eine psychologische Begleitung hier sinnvoll. Ganz leise, still und heimlich kann man die eigenen Rollen durchaus auf den Prüfstand stellen: *Gefallen sie mir noch? Passen sie noch zu mir? Welche würde ich gern vorübergehend ablegen?* Man muss sich ja nicht für immer trennen, einfach mal ausprobieren, in eine andere schlüpfen, der Fundus ist unerschöpflich. Oder mal ganz mutig: splitterfasernackt. Ja, wann sind wir das eigentlich? *Wer bin ich? Pur? Dieser ängstliche Patient?* Oder ist das auch nur eine Rolle, und wir alle agieren in einem Theaterstück, das in einem Krankenhaus spielt, und jetzt hat der Herzchirurg seinen Auftritt?

Den Wandel wahrzunehmen bedeutet Lebendigkeit. Wir alle verändern uns ständig. Wir müssen nicht immer gleich sein. Wir dürfen etwas ausprobieren im Leben. Und wenn etwas in der Vergangenheit nicht gut gelaufen ist, liegt das vielleicht auch daran, dass wir in der falschen Rolle unterwegs waren. Zumindest zu dieser Zeit war sie falsch, zu einem anderen Zeitpunkt kann durchaus passen.

Eine Ehefrau bat mich, mit ihrem Mann zu sprechen. »Er ist völlig außer sich, weil er in einem Nordzimmer untergebracht ist.«

Der Norden des Patienten hieß Angst, und die war so groß, dass ich seinen Herzschlag durch sein Hemd sehen konnte. Während unseres Gesprächs hatte er einen Puls von 140. Aber Angst? Er? Nein, ganz bestimmt nicht. Er fühlte sich bloß in diesem Zimmer nicht wohl.

»Mein Mann fürchtet sich vor nichts«, bestätigte seine Ehefrau, die unbedingt daran glauben wollte, weil sie sich selbst sonst ja fürchten müsste, wenn sich ihr Mann vor etwas fürchtete.

In einem Vieraugengespräch unter Männern beruhigte sich der Puls des Patienten.

»Was haben Sie denn zu meinem Mann gesagt?«, wollte die Ehefrau neugierig wissen.

»Tut mir leid, das unterliegt der ärztlichen Schweigepflicht.«

»Aber mein Mann und ich haben keine Geheimnisse voreinander.«

»Dann wird er Ihnen bestimmt alles erzählen.«

»Das können Sie doch auch.«

»Wie gesagt, ich habe Schweigepflicht.«

»Würde das auch gelten, wenn ich Ihnen etwas sagen würde?«

»Gewiss.«

»Aber ich bin doch gar nicht Ihre Patientin.«

»Es gilt.«

»Ich hätte da nämlich etwas auf dem Herzen …«

Gläubige Menschen finden in der Not und in Krisenzeiten Trost und Hoffnung bei ihrem Gott, und das befähigt sie häufig, Krisen leichter zu meistern. Sie schöpfen Kraft aus dem Gebet. So gibt es für sie stets eine Handlungsoption, sie sind nicht ohnmächtig, sie können sich an ihren Gott wenden. Das lässt sie hoffen und schenkt ihnen auch Gelassenheit, denn was immer geschieht, tiefer als in die Hände Gottes können sie nicht fallen. Wer nur in die Hände des Halbgottes in Weiß fällt, kann hart landen. Was ich unbedingt vermeiden möchte.

Im Moment sammeln wir an unserer Klinik Fakten, aus denen wir ableiten, wie wir unseren Patienten am besten helfen können. Ich wünsche mir, dass wir Typen und Gruppen bestimmen und dann jeden Patienten zuordnen, damit er präventiv die bestmögliche Behandlung erhält. Das wäre für unser Gesundheitssystem extrem kostensparend. Denn wir reagieren nicht erst, wenn etwas in die falsche Richtung läuft, sondern sorgen von Anfang an dafür, dass alles einen guten Weg geht, für genau diesen Patienten.

Seit vielen Jahren begleite ich meine Patienten nun schon durch den Prozess, und ich weiß, dass sie alles besser verarbeiten und sich postoperativ auch weniger Komplikationen einstellen, wenn sie realisieren, was genau wann mit ihnen passiert. Dass sie eben nicht allein und verloren sind, sondern dass das, was jetzt geschieht, normal ist, auch wenn sie dieses Normal noch nicht kennen und es auch nie kennenlernen wollten. Trotzdem ist es der normale Übergang von einem Leben in ein anderes.

Wären Sie nun in dieser Situation, würde ich zu Ihnen sagen: »Im alten Leben haben Sie vielleicht viel Sport gemacht und waren stolz auf Ihre Zeit beim Tausendmeterlauf. In Ihrem neuen Leben werden Sie ein bisschen langsamer laufen. Das ist okay. Freuen Sie sich, dass Sie noch laufen können. Peitschen Sie sich selbst nicht zu Leistungen, die Sie überfordern, weil sich Ihre Ausgangssituation geändert hat. Das Leben ist doch trotzdem schön, oder jetzt gerade erst recht. Wechseln Sie in eine andere Disziplin, auch ein 400-Meter-Lauf ist eine sportliche Herausforderung. Es sind nun neue Grenzen gesetzt. Wenn Sie sich innerhalb dieser Grenzen bewegen, steigt Ihre Lebensqualität. Wenn Sie lediglich danach trachten, die Grenzen zu übertreten, wird es anstrengend für Sie. Möchten Sie das? Gewiss können Sie sich dafür entscheiden, alle Energie darauf zu richten, dass alles wieder so wird, wie es vorher war. Doch es könnte sein, dass Sie dann nur eine Rolle spielen, nämlich die von dem, der Sie vorher waren. Aber der sind Sie nicht mehr.

Was ist so schlimm daran? Vielleicht ist es auch ganz schön? Könnten Sie das zulassen?«

Es geht übrigens auch anders: Eine Frau erholte sich nach der Operation so gut, dass sie vor Energie regelrecht strotzte. Ihr Mann, der sich an das beschauliche Leben an der Seite einer Herzpatientin gewöhnt hatte, konnte kaum Schritt halten und vertraute mir an: »Also, vorher fand ich es gemütlicher.«

Hin und wieder begegnen mir Patienten, die es genießen, als Kranke im Mittelpunkt zu stehen. Ja es gibt sogar Menschen, die möchten gern so lange wie möglich in der Klinik bleiben. Sind das immer nur die Einsamen? Auf die zu Hause niemand wartet? Ich glaube nicht. Einmal erzählte mir eine erfolgreiche Frau, Mutter zweier Kinder, die in einer glücklichen Ehe lebte: »Durch meine Krankheit habe ich gelernt, wie schön es ist, wenn für einen gesorgt wird. Wenn ich als Kind krank war, hat sich meine Mutter zwar um mich gekümmert, aber eher wie eine Dienstleisterin. Die Extrawurst, die ich brauchte, war ihr lästig. Nun habe ich durch meine Familie, aber auch im Krankenhaus, so viel herzliche Zuwendung und Fürsorge erfahren. Ich konnte mich richtig fallen lassen. Das war eine sehr wichtige Erfahrung für mich. Ich habe einen kleinen Teil meiner Kindheit nachholen dürfen, und dafür bin ich sehr dankbar.«

»Das reicht jetzt dann aber auch«, warf ihr Mann schmunzelnd ein, der bei dem Gespräch ebenfalls anwesend war. »Nicht, dass du plötzlich meinst, du müsstest jetzt ständig krank sein.« Er wandte sich an mich: »So was gibt es doch, nicht wahr, Doktor Natour?

Menschen, die liebend gern Patient sind, weil sie dann endlich im Mittelpunkt stehen können?«

»Ja«, antwortete ich. »Aber das ist nicht mein Fachgebiet.«

»Sie sind doch der Spezialist für Herzen!«, scherzte der Mann.

»Für das Herz Ihrer Frau sind Sie der Spezialist, und ich glaube …« Ich zwinkerte den beiden zu. »Sie kriegen das ganz gut hin.«

So zeigt sich, dass das Vakuum alles andere als leer ist. Es ist eine Menge drin, und es geht sehr, sehr tief. Mein Wunsch ist es, den Patienten dabei individuell Hilfestellung zu geben. Damit sie sich besser zurechtfinden und wissen: Sie sind nicht allein. Auch nicht in der Nacht vor dem großen Ereignis.

Die Nacht davor

Ich bin davon überzeugt, und Studien zeigen es auch, dass ein zuversichtlicher Patient, ein geborgener Patient bessere Chancen hat. In der Regel besuche ich meine Patienten am Abend vor der Operation noch einmal auf ihrer Station, auch wenn das präoperative Gespräch längst erfolgt ist. Denn ich weiß: Die Nacht davor ist die schlimmste. Die Essenz der vergangenen Wochen und Monate. Todesangst. Quälende Fragen. *Werde ich meinem Sohn das Schwimmen beibringen können?* Wenn, wenn, wenn. *Werde ich meine Eltern noch einmal sehen?* Wenn. *Wie wird meine Frau ohne mich zurechtkommen?*

Realisieren wir Ärzte das? Wir sind ja auch Menschen, und wer möchte schon mit fremder Angst konfrontiert werden, sie an sich ranlassen, nein danke. Ich bin hier als Chirurg, nicht als Psychologe oder … Mensch? Aber was geschieht mit mir selbst, wenn ich mein Menschsein ausschalte? Gewiss, im OP werde ich hochprofessionell arbeiten. Doch jetzt … wenn ich mich ans Bett des Patienten setze, ich, der am nächsten Morgen das Unfassbare tun wird: ihn aufschneiden. In Bereiche vordringen, die sonst kein Mensch antastet. Bereiche, die er nicht einmal selbst sehen kann.

Tief, tief drin. Ich werde sein Herz nicht nur berühren, sondern stilllegen oder es aus dem Brustkorb herausnehmen, seinen Kreislauf an eine Herz-Lungen-Maschine anschließen, mit allerlei Stahl in seinem Brustkorb arbeiten: Spreizer, Pinzetten, Klammern. Anschließend nähen.

Jeder Patient ist anders, jedes Gespräch verläuft anders, auch wenn dieselben Fragen gestellt werden. Ich bleibe so lange, bis ich spüre, dass der Patient ruhiger ist. Ich möchte ihn nicht verzweifelt wissen in dieser Nacht, sondern zuversichtlich. Ich wünsche mir, dass er innerlich einwilligt, dass er mir vertraut. Dass er von sich aus entscheidet, sein Herz nicht in die Hände irgendeines Chirurgen, sondern in *meine* Hände zu legen. Für mich ist das keine Nettigkeit, sondern eine unabdingbare Notwendigkeit. Der Patient soll die Hand, die ihn so tief berühren wird, selbstbestimmt anfassen, bei einem Händedruck. Wir sind jetzt ein Team und kümmern uns gemeinsam um sein Herz.

»Es geht doch gut, Herr Doktor?«

»Ich gebe mein Bestes, und Sie geben Ihr Bestes.«

Oft höre ich später: »Nachdem Sie bei mir waren, konnte ich sogar schlafen.«

Eines Tages kam ein Patient aus dem Ausland zur Operation an unsere Klinik. Es war seine dritte Herz-OP, und er hatte alle Verfügungen getroffen für den Fall, dass er sie nicht überleben würde. Dazu gehörte, dass er seinen Bruder gebeten hatte, mit seiner Frau in der Klinik auf das Ergebnis der OP zu warten, damit sie bei der Todesnachricht nicht allein sei. Das alles erzählte er mir am Abend vor der Operation. Seine Frau wusste von nichts, erzählte mir aber nach der erfolgreichen Operation am nächsten Tag, dass ihr Mann ihr von meinem Besuch erzählt habe und von dem Moment an ganz positiv gestimmt gewesen sei, was sie auch beruhigt habe. Denn die Nächte vor seinen anderen beiden Operationen seien für sie so schlimm gewesen, als wäre sie selbst operiert worden. Nein, verbesserte sie sich, schlimmer.

Und ich selbst? Schlafe oft ein mit dem Gedanken an den Patienten morgen. Manchmal geschieht dann aber etwas Unvorhergesehenes, ein Notfall – und ich stehe um drei Uhr morgens auf und fahre in aller Eile in die Klinik. Und werde später wieder am Bett des Patienten stehen, dessen Operation verschoben wurde. Eines Tages aber liegt er dann doch vor mir, und weil ich ihn kennengelernt habe, ist er mehr als ein von sterilen Tüchern abgedecktes Operationsfeld. Ich habe mit ihm gesprochen, er hat mir von seiner Enkelin erzählt, und jetzt schaue ich tief in ihn hinein. Ja, es ist schwerer, aber auch leichter, zumindest für mich. Denn deshalb bin ich doch Arzt geworden: um Menschen gesund zu machen, nicht Teilstücke. Was hier vielleicht nach viel Zeitaufwand klingt, ist in der Praxis gar keiner. Manchmal sind es bloß zwei, drei Minuten. Um Intensität herzustellen, braucht es keine lange Dauer, sondern die Bereitschaft zum Kontakt von Mensch zu Mensch. Das kennen wir alle: Manche Begegnungen mit anderen waren sehr kurz … und doch haben sie unser Leben verändert oder sind uns nachhaltig im Gedächtnis geblieben. Als Ärzte und Mitarbeiter in medizinischen Berufen können wir die Begegnungen mit unseren Patienten gestalten. Wir werden die Erfahrung machen, dass das Gute, das wir geben, zu uns zurückkehrt.

Viele Studien beschäftigten sich mit der Frage, was Patienten wirklich hilft. Unser Patient ist nun eingeschlafen, ich nutze die Zeit seiner letzten Nacht vor der OP für einen kleinen Einblick in verschiedene Möglichkeiten der Krankheitsbewältigung. Danach wird der Patient geweckt, und es geht los …

Krankheitsbewältigung

Jeder Mensch reagiert in einer Krise individuell aufgrund seiner Erfahrungen und Vorgeschichte. Indem wir ihn so genau wie möglich kennenlernen, können wir ihm maßgeschneiderte Angebote zur Krankheitsbewältigung anbieten. So fangen wir die bereits bestehende oder noch zu erwartende Belastung psychisch, emotional und mental sowie durch zielgerichtetes Handeln auf. Wie leicht sagt es sich: »Du musst lernen, deine Krankheit zu akzeptieren.« Doch das ist alles andere als einfach, und viele Patienten fühlen sich von solchen Sprüchen eher unter Druck gesetzt. Ja, sie setzen sich sogar selbst unter Druck, wenn sie mit sehr hohen Ansprüchen in den Prozess der Bewältigung ihrer Krankheit hineingehen.

Ein anderer Ansatz in der Medizin und Psychologie konzentriert sich auf die Lebensqualität anstatt Akzeptanz, wobei diese natürlich mitschwingt und dann sozusagen durch die Hintertür erreicht wird. Hier fragen wir primär danach – und das ist auch das Ziel meiner Herzensangelegenheit –, wie Patienten die Krankheit mit allen ihren Auswirkungen und Nebenwirkungen wahrnehmen. Wir fragen, welche Veränderungen die Krankheit in ihrem normales Leben nach sich zieht, immer mit Blick auf die Lebensqualität. Um das herauszufinden, müssen wir uns dem Patienten als Menschen zuwenden, da Lebensqualität ein subjektiver Zustand ist. Und schon fühlt sich der Patient ganz anders gesehen. Allein dass wir uns nach seiner Lebensqualität erkundigen, signalisiert ihm: Hier ist man nicht nur daran interessiert, ihn schnellstmöglich auf die Beine zu bringen, damit er wieder funktioniert und so schnell wie möglich zum Bruttosozialprodukt beiträgt und keine unnötigen Kosten verursacht. Das Ziel ist es, dass es ihm gut geht und dass seine Lebensqualität steigt, so hoch wie nur irgendwie möglich.

Diese stressfreie Haltung entspannt den Patienten. Er kann loslassen. Er muss nicht: Er darf. Vorher hat er eventuell Pläne gemacht, bis wann er wie weit sein will oder muss. Nun fragt er selbst vielleicht zum ersten Mal danach, was er will, was ihm guttut. Er beschäftigt sich damit, wie seine Lebensqualität aussehen könnte, wenn er alles überstanden hat. Er fragt also nicht: *Werde ich wieder funktionieren?* Sondern: *Werde ich genießen können, Freude empfinden, mit anderen Menschen unbeschwert zusammen sein können?* Das ist ein völlig anderer Ansatz, bei dem die Patienten naturgemäß besser mitarbeiten. Gebündelt ist das Konzept in dem Begriff Compliance: die Bereitschaft und Einsicht eines Patienten, die vorgeschlagene Therapie zu akzeptieren und durch eigene Mitwirkung zu unterstützen. Sie steigt enorm, wenn das Ziel der Therapie die gute Lebensqualität ist. Da bin ich als Patient doch mit Feuereifer dabei, mich dafür einzusetzen, viel mehr, als wenn es nur darum geht, mich irgendwie wiederherzustellen.

Diese Art der Zuwendung reißt auch manche Mauer zwischen Ärzten und Patienten nieder, denn nun haben beide ein klares Ziel: Lebensqualität. Das Ziel ist zwar nur umbenannt, doch vorher bestand die Gefahr, dass Patienten sich von Ärzten zu Maßnahmen verdonnert sahen, die ihrer Lebensqualität eher im Weg standen. Ein Beispiel: Jeder weiß, dass Rauchen schädlich ist. Doch wenn mein Patient am Nachmittag zu einer Tasse Kaffee eine Zigarette rauchen möchte und dies für ihn eine hohe Lebensqualität darstellt, werde ich ihm diese Zigarette nicht madig machen, indem ich ihm erkläre, was er bestimmt noch nie gehört hat, nämlich dass Rauchen nicht gesund ist.

Das Gleiche gilt für das Glas Wein am Abend. Meine Hoffnung liegt darin, dass mein Patient durch seine Freude am Leben dieses Leben so lange wie möglich genießen möchte und deshalb aus freien Stücken die Zigarette stecken lässt und auf das zweite Glas Wein verzichtet.

So weit die Theorie. In der Praxis unterscheiden wir vier Bewältigungsstile in einer Krise. Meistens tendieren Menschen zu einem dieser Stile, doch um den für sich tauglichen herauszufinden, können sie ausprobiert werden, wobei sich rasch eine Präferenz herausstellen wird. Wie sagt ein Sprichwort: Der Mensch kann nicht aus seiner Haut.

Wichtig ist es zu wissen, dass einem Patienten, der sich mit einem Bewältigungsstil identifiziert, nicht erklärt werden soll, dass das der falsche Ansatz sei. Prallen ein Krankheitsverleugner und ein Sinnsucher aufeinander, werden sie nicht voneinander profitieren und sich gegenseitig inspirieren, solange der eine dem anderen aufzudrängen versucht, dass er irrt. Der Krankheitsverleugner mag den Sinnsucher Warmduscher nennen, während der Sinnsucher im Krankheitsverleugner einen Menschen zu erkennen glaubt, der vor der bewussten Auseinandersetzung mit sich selbst zurückschreckt. Die große Kunst liegt darin, wahrzunehmen, welches Muster ein Patient oder Mensch in der Krise bevorzugt, und dann, wenn man etwas Konstruktives beitragen möchte, innerhalb dieses Rahmens zu agieren. Das lernt man ja auch sonst im Leben: Es ist zwecklos, seine eigenen Überzeugungen auf andere übertragen zu wollen. Da ist Scheitern vorprogrammiert. Besser ist es, die Menschen dort abzuholen, wo sie stehen. Und das machen wir jetzt.

1. Verleugnung

Man will sich so wenig wie möglich mit dem auseinandersetzen, was geschehen ist. Kritiker sagen: »Du steckst den Kopf in den Sand.« Aber man will einfach nichts damit zu tun haben, weil es doch sowieso nichts bringt. Außerdem hat man keine Zeit für Gejammer und Wehwehchen. Kritiker sagen: »Hättest du mal besser auf dich geachtet, wärst du nicht …«

»Das geht dich nichts an«, sagt der Verleugner und will nicht mehr drüber reden. In seiner Sicht auf die Welt hat er durchaus recht. Es ist positiv, wenn man eine Krise nicht größer macht, als sie ist. Ein Patient mit einem verleugnenden Bewältigungsstil geht die Krise so normal wie möglich an. Bitte bloß keine Dramen, und einer wie er lässt sich nicht so leicht unterkriegen.

Diese Haltung reduziert Gefühle der Hilflosigkeit und des Ausgeliefertseins, unter denen viele Erkrankte leiden, und steigert somit die Lebensqualität. Im Großen und Ganzen haben wir es also mit einer guten Strategie zu tun, solange man das Geschehene nicht komplett ausblendet. An dieser Stelle könnten Hilfsangebote zur Kurskorrektur ansetzen.

2. Sinnsuche

Worin liegt der Sinn meiner Krankheit? Warum gerade ich? Wie lautet die versteckte Botschaft? Wo habe ich falsch gelebt? Was soll ich aus dieser Krankheit lernen?

Als Menschen neigen wir dazu, uns die Welt zu erklären und Zusammenhänge zu suchen, wenn wir etwas nicht verstehen. Verschwörungserzählungen speisen sich aus diesem Bedürfnis. Und so fahnden Sinnsucher nach dem versteckten Sinn in der Krise, nach einer inneren Logik. Indem wir uns eine Geschichte stricken, warum etwas wie gekommen ist, fällt es uns leichter, die Ereignisse zu akzeptieren.

Der Schwachpunkt: Man verfällt ins Grübeln und kann weiterrutschen in eine Depression. Die können wir an dieser Stelle aber überhaupt nicht brauchen, deshalb wäre hier wieder ein wichtiger Ansatzpunkt für eine Kurskorrektur. Denn sonst besteht die Gefahr, dass die Schuldfrage gestellt wird. Und während es bei einem Autounfall oder Betrugsvergehen meistens eindeutig Schuldige gibt, kann man die Schuld an einer Erkrankung nur selten ausfindig machen. Gerichte befassen sich damit. Und so sitzt auch mancher Patient über sich selbst zu Gericht: *Warum ich? Wie habe ich mich schuldig gemacht? Oder liegt es gar nicht an mir, sondern an den finanziellen Sorgen, den Genen, den Arbeitskollegen, den Handymasten?*

Jemand, der an Astrologie glaubt, kann eine Sternenkonstellation für sein Schicksal verantwortlich machen. Ein anderer stellt fest, dass er seit Jahren in der falschen Ehe steckt. Wieder ein anderer glaubt, dass die Krankheit ein Hinweis ist, sein Leben prinzipiell zu ändern. Schön – wenn dabei mehr Lebensqualität herauskommt. Prinzipiell sollte man darauf achtgeben, nicht ins Gedankenkarussell nach dem Sinn zu geraten, denn die Frage nach dem Warum führt nicht zu mehr Lebensqualität. Hier wäre es besser zu fragen: *Und nun … Was mach ich draus?* Dazu fällt dem Nächsten ganz viel ein.

3. Angreifen

Die Krankheit, die Krise ist eine Herausforderung, und diese wird angenommen. Mehr noch: Sie wird von vornherein als bewältigbar eingestuft, da man die Hände nicht in den Schoß legt. Diese Menschen arbeiten nicht nur alle Therapien und Vorschläge gewissenhaft ab, sie suchen selbst nach Informationen und Alternativen und befassen sich intensiv mit dem Problem. Selbsthilfegruppen sind Häfen für all diejenigen, die auf dem Kurs eines aktiven Bewältigungsstils segeln. Das alles gibt ihnen das gute Gefühl, Herr der Lage zu sein. Sie wollen über ihre Krankheit und die Auswirkungen bestimmen und sich nicht von ihrer Krankheit dominieren lassen.

4. Unterstützung

Unterstützung ist auch eine Art von Aktivität, doch in diesem Fall geht es vor allem darum, die Last der Krankheit zu teilen mit Familie, Freunden, anderen Menschen. Wer über eine hohe soziale Kompetenz verfügt, kann sie in der Krise für sich nutzen.

Wie ich anfangs erläutert habe, braucht der Mensch als soziales Wesen andere Menschen. Wir möchten dazugehören, uns aussprechen, Rat erhalten und geben, wir möchten gebraucht werden, und das alles erfahren wir nur in der Begegnung mit einem Du. In der Krankheit ist sie besonders wichtig, und wer sie annehmen kann, wird viel Kraft erfahren durch die Unterstützung von anderen. Durch die Nähe wohlgesinnter Menschen verändern sich die chemischen Prozesse im Gehirn, und Stresshormone werden abgeschwächt. Freunde zu haben schützt tatsächlich vor Stress und lässt uns nach Erkrankungen schneller genesen, denn positive soziale Beziehungen gehen mit der Ausschüttung von verschiedenen gehirnaktiven Substanzen wie Oxytocin, Endorphinen und Dopamin einher, die Glück vermitteln und körperliche Stresseffekte abwehren.

Doch diese Unterstützung muss man sich im Vorfeld aufgebaut haben. Und man darf sie nicht überbeanspruchen. Denn wenn man sich ständig hilflos zeigt, fällt man anderen zur Last. Außerdem bringt man sein soziales Umfeld zusätzlich in Bedrängnis, denn in der Regel möchten wir einem Menschen, der Unterstützung braucht, ja helfen. Wird unsere Hilfsbereitschaft überbeansprucht, erwachsen zwiespältige Gefühle, die Angehörige schwer belasten können: *Wie kann ich mich so abweisend fühlen, wo mein Freund doch Hilfe braucht!* Die Hilfe wird dennoch gewährt – aber eher als Pflicht, was den zusätzlich belasten kann.

Zu viel zur Schau gestellte Unabhängigkeit ist auch kein guter Weg, wenn man sich Unterstützung wünscht. Wer ständig darauf verweist, dass er alles allein schafft, stößt andere vor den Kopf, die von Herzen gerne unterstützen würden und nicht reingelassen werden.

Der gute Mittelweg wäre es, zu zeigen, dass die Belastung im Moment zwar sehr hoch ist, der Leidtragende jedoch die Verantwortung übernimmt und in diesem Rahmen gerne Unterstützung annimmt. Unterstützung ist etwas anderes, als zu verlangen, dass einen die anderen quasi auf ihren Schultern durchs Leben tragen. Noch belastender ist es, wenn es nicht verlangt, sondern stillschweigend erwartet wird. Und wenn es nicht gewährt wird, wird geschmollt … Kränkungen in der Krankheit. Besser ist die offene Kommunikation, denn alles Unausgesprochene erschwert die Bewältigung.

Genauso wie wir in unserem unbeschwerten Alltag nicht immer die Gleichen sind, so gilt das auch für die Art, wie wir mit der Krankheit umgehen. Es gibt gute und es gibt schlechte Tage. Vieles nimmt darauf Einfluss. Schmerzen kommen in Schüben. Das Wetter kann eine Rolle spielen und auch die Nebenwirkungen der Medikamente. Und schließlich wirkt unser Umfeld auf uns. Ein Mensch kann alle Bewältigungsstile für sich nutzen. Doch es wird zu einer bestimmten Zeit immer eine Präferenz geben. In der Regel merken wir nicht, welchen Kurs wir fahren. Indem wir uns diesen bewusst machen und erkennen, dass es weitere Möglichkeiten gibt, können wir die eine oder andere Korrektur vornehmen. Den

Kurs meiner Patienten zu unterstützen ist mir ein Herzensanliegen, und ich möchte auch meine Kolleginnen und Kollegen motivieren, den Eigenschub der Patienten zu nutzen.

Wie wir mit einer schweren Krankheit, einer Krise, unserem Schicksal umgehen, legen wir in unserer Vergangenheit fest. Also heute, in unserer Gegenwart für morgen, unsere Zukunft. Wie gut jemand eine Krankheit verarbeiten und letztlich bewältigen kann, hängt von verschiedenen psychosozialen Einflüssen ab, auch von der Kindheit. Deshalb ist das persönliche Gespräch so wichtig, weil wir als Ärzte, wenn wir hellhörig sind, den Grad der Belastung herausfinden können. Es gibt dazu verschiedene Messverfahren, zum Beispiel standardisierte Fragebogen, die die psychosoziale Belastung bei chronischen Erkrankungen feststellen. Man wird nicht krank, nimmt die Krankheit an und ist dann wieder der Alte. Viele auch sehr schmerzhafte Prozesse und Veränderungen gehen damit einher. Niemals dürfen wir vergessen, wie stark das Selbstbewusstsein, die Selbstwahrnehmung und die Selbstwirksamkeit des Patienten leiden.

Es ist wissenschaftlich erwiesen, dass sich der Umgang mit einer Erkrankung auf den Krankheitsverlauf und auf die Lebensqualität auswirkt. Wenn die Krisenbewältigung nicht zufriedenstellend gelingt, sollte professionelle Hilfe in Anspruch genommen werden. Denn wir haben doch schon so viel hinter uns, da wird es Zeit, mal eine Abkürzung zu wählen. So lernen wir auf eine gute Weise, die Erkrankung zu verarbeiten und in unser Leben zu integrieren. Wir leben dann mit ihr statt gegen sie. Diesen Kampf würden wir ohnehin nicht gewinnen.

Je nachdem, ob ein Mensch gewohnt ist, sich mit seiner seelischen Verfassung auseinanderzusetzen, wird er sich nach einer Operation oder Erkrankungen seinem Innenleben zuwenden. Der Volksmund kennt viele Redensarten: Man muss etwas verdaut haben … Wir sagen selbst oft: »Es hat lange gedauert, bis ich das begriffen habe« oder »bis ich mich damit abgefunden habe«. Die Heilung des Körpers kann schneller vonstattengehen als die Heilung der Seele. Freilich ist nicht jeder, der eine schlimme Krankheit hat, schlecht drauf. Doch jeder, der mit einem Menschen in Not zu tun hat, kann etwas bewirken. Als Menschen stehen wir in ständiger Interaktion mit unserer Umwelt. Äußere Einflüsse wie Stress verändern nicht nur unser unmittelbares Befinden, sondern können auch langfristig die Aktivierung bestimmter Genabschnitte verhindern. Das wirkt sich dann nicht nur auf uns selbst, sondern über unsere Verhaltensänderung auf unsere Umwelt aus. Eine Krankheit trifft niemals nur den Körper. Es ist immer der ganze Mensch betroffen, auch seine Seele.

Doch nun zurück in die Praxis zu unserem Patienten, den wir in der letzten Nacht besucht haben; erinnern Sie sich?

DER EINGRIFF

Meistens schlafen die Patienten vor der Operation nicht so gut, selbst wenn wir uns am Abend davor unterhalten haben. Auch mir geht in der Nacht vor der Operation so manches durch den Kopf, wenngleich Operationen für mich alltäglich sind. Auf der Fahrt in die Klinik gehe ich den bevorstehenden Eingriff noch einmal durch. Es gibt Operationen, die als Routine bezeichnet werden, und schwierige, große. Doch auch bei einer als leicht eingestuften Operationen kann es jederzeit zu Komplikationen kommen. Eine Blutung kann nicht gestillt werden, das Herz springt nach der Stilllegung nicht mehr an und vieles mehr. Dennoch ist es sehr selten, dass ein Patient auf dem Operationstisch stirbt. Die meisten Patienten verlassen den OP lebend, wenn auch ihr Leben manchmal an einem seidenen Faden hängt. Die nächsten Stunden und Tage werden zeigen, ob dieser Faden reißen wird.

Ein Plan A genügt mir in meiner Vorbereitung auf die Operation nicht. Ich habe stets einen Plan B, C, D, E. Die jeweiligen Vorgehensweisen vergegenwärtige ich mir: Wenn dies und jenes geschieht, werde ich dies und jenes tun. Nach so vielen Operationen sind das zum Teil Routineabläufe, doch es ist sehr wichtig, sie sich immer wieder ins Gedächtnis zu rufen.

Auch der Patient wird sich nun mit der OP beschäftigen, ich hoffe, ohne an Komplikationen zu denken. Idealerweise konzentriert er sich auf seinen Plan A: Alles geht gut.

Während ich in meinem Auto auf dem Weg zur Klinik bin, wird der Patient in seinem Bett in den Aufwachraum gerollt. Dort wird er zum zweiten Mal identifiziert. Beim ersten Mal geschah das in seinem Zimmer. Jede Station hat ihre eigene Checkliste, die gewissenhaft abgehakt wird. Aus dem Aufwachraum werde ich ihn später abholen und in den OP begleiten. Im Aufwachraum ist der Patient nicht allein: Andere Patienten warten auf ihre OP, haben vielleicht eine Not-OP hinter sich. Es geschieht nicht selten, dass wir mitten in der Nacht operieren, manchmal zählt jede Minute, in Herzensdingen manchmal sogar jede Sekunde.

Der Patient ist aufgeregt, denn ihm steht das größte Abenteuer seines Lebens bevor. Jemand wird in seine Brust hineinfassen. Menschen werden in seinen geöffneten Leib hineinsehen. Sie werden dort Dinge tun, die er sich vielleicht gar nicht vorstellen möchte. Und doch ist dies seine einzige Chance, um weiterzuleben. Seine Hoffnung ist groß, unendlich groß. Und seine Angst auch.

Wenn ich im Krankenhaus angekommen bin, findet die Übergabe statt. Die Kollegen aus dem Nachtdienst in der Intensivstation informieren den Tagdienst darüber, was in der Nacht geschah. Ich lege Wert darauf, dass die Patienten mit Namen genannt werden. Also nicht: »Klappe in Ordnung, der Bypass hatte eine Krise, den Aortenriss mussten wir reanimieren.« Denn so, wie wir sprechen, so denken wir. Ich bevorzuge: »Bei Frau Müller ist nach der Herzklappenoperation alles in Ordnung, Herr Meier hatte nach seiner Bypassoperation heute Nacht eine Krise, Herrn Schmied mussten wir gegen drei Uhr morgens reanimieren. Jetzt ist sein Zustand stabil.« Höre ich nur die Baustellen, sehe ich blutige Probleme vor meinem inneren Auge. Höre ich den Namen, sehe ich den ganzen Menschen, und ich kenne ihn auch ein bisschen, da ich mir von jedem auf der Intensivstation ein eigenes Bild gemacht habe. So bin ich im Wortsinn im Bilde, wenngleich die Übergabe am Computer stattfindet. Insgesamt nehmen circa zwanzig Mitarbeiter daran teil.

Nach der Übergabe begebe ich mich in den OP-Trakt, um meinen Patienten, er heißt Richard Schwarz, aus dem Aufwachraum zu holen. Seit 2020 ist dieses Abholen an unserem Krankenhaus in Maastricht Standard. Ich finde das großartig und würde mir wünschen, dass es international so gehandhabt wird, inklusive des Gesprächs in der Nacht davor. Wenige Kilometer entfernt, in Deutschland – ich operiere auch in Aachen – sehen die Abläufe ganz anders aus. Die Arbeitsweise in den Niederlanden empfinde ich für Patienten, Pflegepersonal und Ärzte als menschenfreundlicher und damit auch erfolgreicher.

Achtzig Prozent meiner Zeit operiere ich in Holland, zwanzig Prozent in Deutschland. Obwohl die beiden Kliniken keine vierzig Kilometer voneinander entfernt sind, unterscheiden sich ihre Gesundheitssysteme grundlegend, zumal in Holland Sterbehilfe gestattet ist. So entscheidet sich hier mancher Patient gegen eine Operation, für einen würdevollen Tod.

Während wir in Deutschland daran gewöhnt sind, dass nur der Chef das Sagen hat, wird in Holland weitgehend auf Hierarchien verzichtet. Ich finde diese Arbeitsweise deutlich entspannter. Vor einigen Jahren habe ich dem deutschen System zum Teil den Rücken gekehrt, weil es mir in vielen Bereichen nicht zielführend erscheint, stellt man die Würde und Lebensqualität der Patienten an Platz eins. Zu oft geht es um Fallzahlen. Chirurgen müssen am laufenden Band produzieren, sprich operieren. Sie haben keine Zeit für ihre Patienten, werden auf Dienstleister getrimmt, am Kunden oder eigentlich eher an seiner Krankenkasse, am liebsten einer privaten. Bei drei Operationen am Tag fehlt die Zeit, einen Patienten kennenzulernen, es erinnert an Fließband. Während nach einer Operation mein Assistent zunähte, bereitete ich mich schon auf den nächsten Eingriff vor, betrat OP zwei, wo ein anderer Assistenzarzt den Brustkorb bereits eröffnet hatte, tat meine Arbeit, machte danach weiter in OP drei, wo wiederum ein neuer Patient, sprich Brustkorb, geöffnet auf dem Tisch lag. In meinen vielen Jahren als Herzchirurg in Deutschland habe ich vielleicht ein Drittel meiner Patienten kennengelernt. Von den anderen nur ihre Herzen. Das hat meiner inneren Überzeugung widersprochen, wenngleich ich auch viel Schönes in den Kliniken erlebte. In Deutschland ist das Ziel, so viel zu operieren wie möglich: Die

Zahlen müssen stimmen. Die müssen in Holland auch stimmen, doch man geht dazu einen anderen Weg.

Ich möchte nicht verallgemeinern, ich kann nur meine Erfahrungen schildern. Ich würde mir sehr wünschen, dass wir in Deutschland zu unseren Nachbarn schauen: Was machen sie besser? Als junger Mann wollte ich in Deutschland studieren, weil dieses Land einen so guten Ruf hatte. Made in Germany, das war ein Gütesiegel. Ich denke, das sollten wir nicht nur auf die Technik kleben wie eine TÜV-Plakette. Wie wäre es mit einem Gütesiegel für Menschlichkeit? Das Wort gibt es schon: Herzensgüte.

Was mir in Holland auch gut gefällt, ist, dass die Gleichstellung von Männern und Frauen selbstverständlich ist. Herzchirurginnen in Deutschland haben es sehr schwer. In Holland ist das Geschlecht der Chirurgin kein Thema, sondern ihre Kompetenz.

Da ich in der Nacht zuvor am Bett von Richard Schwarz saß, kann ich nun, wenn ich ihn im Aufwachraum begrüße, an unser Gespräch anknüpfen. In der Regel sind die Patienten so angespannt und in ihrem Tunnel, dass sie dankbar sind für ein bisschen Small Talk. Sehr oft halte ich während der Fahrt durch den langen Gang vom Aufwachraum in den OP die Hand eines Patienten. Da braucht es nicht mehr viele Worte. Ich spüre zweierlei: Neben der Erleichterung, dass es nun endlich losgeht, ist Angst das beherrschende Gefühl der Patienten. Die meisten versuchen, sich nichts anmerken zu lassen. Je nach Typ kommt ein flotter Spruch von den Lippen, manche sind sehr still, andere sprechen mir noch einmal ihr Vertrauen aus: »Herr Doktor, ich verlasse mich auf Sie.«

»Wir geben beide unser Bestes«, antworte ich.

Es ist eine unbeschreibliche Situation, Hand in Hand mit einem anderen, eigentlich fremden und mir doch in diesem Augenblick so nahen Menschen diesen Gang entlangzugehen. Wir sind nun schicksalhaft verbunden. Auch wenn er von einem ganzen Team operiert wird, ohne dass ich diesen Eingriff niemals durchführen könnte, bin doch ich der Kapitän an Bord. Ich möchte diesen meinen Passagier sicher an das Ufer seines neuen Lebens bringen. Gleichzeitig muss ich ein Auge auf meine Mannschaft haben.

Diese Mannschaft besteht in der Regel aus meinem Assistenzarzt, einer OP-Schwester mit ihrem Assistenten, dem sogenannten Springer, dem Anästhesisten mit seinem Assistenten, dem Kardiotechniker, der für die Herz-Lungen-Maschine verantwortlich ist, und seinem Assistenten. Unsere Teams sind gemischt in allen Positionen, es gibt also auch Kardiotechnikerinnen und Krankenpfleger, Anästhesistinnen etc. Im Holländischen wird das sprachlich nicht unterschieden. Ein Kardiologe und eine Kardiologin teilen sich beispielsweise die Berufsbezeichnung: cardioloog.

Selbst wenn ich vor einer sehr schwierigen Operation ein wenig Kribbeln verspüre, soll mein Team das nicht merken. Ich bin der Kapitän. Ich habe den Überblick. Würde ich einen unsicheren Eindruck machen, hätte das Auswirkungen auf alle. Die Zuversicht, mit der ich an diese Aufgabe herangehe, strahlt auf mein Team ab. Ich bin ausgeglichen und beherrscht, dazu muss ich mich nicht besonders anstrengen, das ist meine Mentalität. Ich muss ausgleichen, wenn es irgendwelche Unstimmigkeiten zwischen den einzelnen Mitgliedern meines Teams gibt. Wie in vielen anderen Berufen sind diese Teams kein Wunschkonzert: Dienstpläne werden erstellt, und man fährt täglich mit einer anderen Crew. Es liegt in der Natur der Sache, sprich des Menschen, dass sich nicht alle gleich gut verstehen. Das auszubalancieren gehört zu meinem Job als Führungspersönlichkeit.

Es ist mir auch wichtig, dass die Stimmung im OP gut ist. Es ist allen klar, dass wir hier keine Party feiern, aber manchmal hilft Musik, um die Gemüter aufzuhellen. Ich habe für verschiedene Operationen unterschiedliche Playlists. Alle zusammen haben wir nun ein Ziel: diesen Patienten sicher in sein neues Normal zu bringen. Das rufe ich meinem Team noch einmal ins Gedächtnis. Wir alle werden unser Bestes geben, und zwar genau so, wie wir es eben besprochen haben. Vor der OP teile ich dem Team jeden einzelnen geplanten Schritt mit und zeige auch auf, was wir tun werden, wenn etwas nicht wie vorhergesehen abläuft. Diese Absicherung, dass alle kritischen Momente bedacht sind, stärkt die Zusammenarbeit. Am Ende unserer Checkliste im OP erinnere ich meine Crew daran, dass wir ein De-Briefing haben werden, bei dem jeder berichten kann, wie es ihm unterwegs erging. Wir können Feedback geben und bekommen. Es ist mir sehr bewusst, dass jedes Team nur so stark sein kann wie sein schwächstes Mitglied. Bei einer Herz-OP darf man keine Angst vor Körperkontakt haben. Wir stehen so dicht nebeneinander am Tisch, dass ich jede Pore meines Assistenten sehe.

Wenn wir Frühgeborene operieren, sind unsere Hände fast größer als der Körper des kleinen Menschen. Manche wiegen gerade mal etwas mehr als ein Pfund. Sie werden unter einer Wärmelampe operiert. Bei gesunden Säuglingen schließt sich das Blutgefäß, das, wie es im Mutterleib üblich war, aus seinem Herzen an den Lungen vorbei geleitet wurde, innerhalb von Stunden oder Tagen nach der Geburt von selbst. Doch bei Frühgeborenen eben oft nicht, und wenn alle anderen Maßnahmen nichts helfen, muss operiert werden, um den sogenannten Ductus zu verschließen. Denn durch seine Fehlleitung gelangt das Blut nicht zu den Organen, wo es hinsoll, sondern kreist zwischen Herz und Lunge. Während dieser Operation stehen wir uns fast auf den Füßen. Eine OP-Schwester hat mir einmal erzählt, dass sie mittendrin manchmal das Verlangen überkommt, Pickel auszudrücken.

Die meisten Menschen haben keine Ahnung, wie körperlich anspruchsvoll der Beruf des Chirurgen ist. Man arbeitet in einer leicht vorwärts geneigten Haltung manchmal sieben, acht Stunden, ohne zu essen, zu trinken, ohne zur Toilette zu gehen. Wir kommen uns so nah wie sonst nur unseren Familienangehörigen, riechen unsere Duschgels, hoffentlich nicht Parfüms oder Schweiß. Man lernt, seine Bedürfnisse zurückzustellen. Flüssigkeit und Konserven gibt es im OP nur für die Patienten.

Crew only

Nicht alle der vorgenannten Kollegen arbeiten am Tisch im sterilen Bereich. Im OP trennen wir zwischen sterilem und nicht sterilem Raum. Im sterilen Bereich befinden sich die OP-Schwester, der Assistenzarzt und ich. Alle anderen halten sich außerhalb des sterilen Bereiches auf. Der Springer reicht uns aus dem nicht sterilen Bereich Instrumente in den sterilen Bereich. Diese Instrumente sind mehrfach verpackt. Wenn der Springer sie aus dem nicht sterilen Bereich nimmt, packt er sie einmal aus, reicht sie in den sterilen Bereich, wo die OP-Schwester sie noch einmal entpackt, bevor sie am OP-Tisch eingesetzt werden. Der magische Kreis zwischen steril und nicht steril beträgt einen Meter. Der Patient darf auf keinen Fall in Kontakt mit etwas nicht Sterilem kommen. Aus diesem Grund sieht man im Fernsehen manchmal, dass eine OP-Schwester dem Chirurgen Schweiß von der Stirn tupft. Das ist kein Liebesdienst am Chirurgen, sondern einer am Patienten. Schweiß in der Wunde ist ein hohes Risiko. Zum Glück schwitze ich auch bei sehr schwierigen Operationen nicht, nicht einmal unter einer Wärmelampe bei Säuglingsoperationen.

Keime sind unser großer unsichtbarer Gegner im OP. Sie können entsetzliche Wundinfektionen anrichten und führen zu sehr viel Leid beim Patienten, der dann trotz gut verlaufener Operation eben nicht nach fünf, sechs Tagen entlassen werden kann. Wenn eine Wundinfektion aus dem Ruder läuft, kann das einen mehrwöchigen Krankenhausaufenthalt nach sich ziehen. Der Patient wird sehr lange auf der Intensivstation verbleiben, manchmal mit offenem Brustkorb, weil die Wunde nicht heilt. Langwierig und mit vielen Rückschlägen muss man sie sauber kriegen, damit sie sich endlich schließt. Das ist ein Martyrium für die Patienten.

Weil das so ein ernstes Problem ist, stellt die Hygiene in der Klinik das A und O dar. Die korrekte gründliche Desinfektion bedeutet auch Respekt und Wertschätzung gegenüber dem Patienten. Ignaz Semmelweis, der Pionier der Hygiene an Krankenhäusern, wurde vor rund einhundertfünfzig Jahren wegen seiner hygienischen Anordnungen, die viele für übertrieben hielten, für verrückt erklärt. Hätte man seine Erkenntnisse seinerzeit ernst genommen, wäre vielen Menschen großes Leid erspart geblieben. Aber damals wusste man noch nicht, dass Bakterien Krankheiten verursachen. Es ist tragisch, wenn eine erfolgreich verlaufene Operation wegen Keimen in einer Katastrophe endet.

Das Thema Sterilität ist von so großer Bedeutung, dass es auch nach einer Operation noch nachwirkt. Nach einer langen Operation, wenn ich bei uns zu Hause koche – das entspannt mich –, kann es durchaus geschehen, dass ich meine Frau frage: »Ist die Pfanne steril?« Oder dass sie mich daran erinnert, dass ich nicht mehr im OP bin, wenn ich bei der knappen Anweisung »Messer!« das »Bitte« vergesse.

Während ich den Patienten aus dem Aufwachraum hole, bereitet sich mein Team vor. Die OP-Schwester deckt ihren Tisch. Sind alle Instrumente vorhanden? Der Kardiotechniker überprüft die Maschine. Alles, was jetzt geschieht, läuft nach Checklisten, genauso bei den Anästhesisten. Wenn ich dann mit dem Patienten im OP ankomme, begrüßen ihn alle freundlich. Jeder aus dem Team stellt sich mit Namen vor. »Guten Morgen Herr Schwarz, ich bin Doktor Daniele, Ihre Narkoseärztin.« – »Guten Morgen Herr Schwarz, ich bin OP-Schwester Karin.« Und so weiter. Je nachdem, was für einen Eindruck der Patient macht, werden noch ein paar nette Worte gewechselt. »Heute Morgen ist es ganz schön neblig. Aber wenn Sie wieder aufwachen, scheint bestimmt die Sonne.«

Als Nächstes kommt ein schwieriger Schritt, vielleicht der schwierigste für den Patienten, denn was später geschieht, verschläft er ja. Doch nun muss er von seinem Bett auf den OP-Tisch. Ist er dazu nicht selbst in der Lage, wird ihm geholfen. Er trägt nur sein hinten offenes Patientenhemd. So entblößt gibt er sich den Blicken Fremder preis. Dies ist für viele Patienten ein sehr fragiler Moment. In seiner Nacktheit wird ihm oft erschreckend bewusst, was ihm bevorsteht. Seine Nacktheit ist ein Symbol für sein totales Ausgeliefertsein. Er liegt, alle anderen stehen über ihm. Sobald der Patient auf dem OP-Tisch Platz gefunden hat, bedecken wir seine Blöße mit einer Decke. Oft frieren die Patienten. Vielleicht drücke ich noch einmal eine kalte Hand, oder jemand anders tut es. Wir sagen ihm: »Als Nächstes kümmert sich unsere Narkoseärztin um Sie, Sie haben sie ja schon kennengelernt. Sobald Sie tief schlafen, beginnen wir die Operation, so wie wir es besprochen haben. Wenn wir fertig sind, rufe ich Ihre Familie an wie besprochen. Die Telefonnummer habe ich parat.«

Ich finde es wichtig, dass der Patient mit dieser Information einschläft. Ich drücke seine Hand noch einmal, dann entferne ich mich. Die Anästhesistin identifiziert den Patienten abermals und fragt ihn zur Sicherheit, ob er nüchtern ist, Allergien hat und einiges mehr. Während der nächsten dreißig bis fünfundvierzig Minuten bereitet die Anästhesistin mit ihrer Assistenz den Patienten für die Operation vor. Als Erstes bekommt er einen Piks in die Hand für einen Arterienkatheter und eine Infusion, den fühlt er noch. Alles, was danach folgt, spürt er nicht mehr. Er erhält das Narkosemittel und schläft ein. Er merkt nichts von dem Beatmungsschlauch, der in seine Luftröhre eingebracht wird, und nichts vom Zentralvenenkatheter in seinem Hals, vom Urinkatether in seiner Harnröhre. Schließlich ist der Patient mit allen wichtigen Messinstrumenten verbunden. Die Anästhesie gibt ihn frei, und er wird von der OP-Schwester steril gemacht, mit Desinfektionsmittel gewaschen. In Aachen liegen orangefarbene Patienten vor mir, in Maastricht lilafarbene. Sterile Tücher werden um den Patienten herum angebracht. Es kann bald losgehen. Auch für mich.

Nach einem ausgiebigen Händewaschen, bei dem ich die Operation noch einmal im Kopf Schritt für Schritt durchgehe, werde ich von der OP-Schwester eingekleidet. Sie hält mir den Kittel vor, ich fädle mich ein, drehe mich ein paarmal in meiner Grünkittel-Choreografie und schlüpfe zum Schluss in die Handschuhe, die mir vorgehalten werden. Wenn ich schließlich an den OP-Tisch trete, steht jeder Mitarbeiter auf seinem Platz. Alles, was in den sterilen Bereich hineingereicht wird, ist mehrfach verpackt und wird ausgepackt, auch die Schläuche der Herz-Lungen-Maschine, mit denen der Patient Kontakt haben wird.

Herzklopfen

Mit dem Skalpell schneide ich die Haut am Brustbein beginnend auf – nur die Haut. Dann nehme ich das elektrische Messer. Es spaltet und trennt zugleich Fettgewebe und Muskulatur, und zwar so, dass keine Blutung stattfindet. Das ist ein unangenehmer Moment, weil das verbrannte Fleisch stinkt. Doch wir haben eine gute Absaugvorrichtung am elektrischen Messer, die den Rauch schnell in Luft auflöst. Um mit Elektrizität am Körper des Patienten arbeiten zu können, brauchen wir eine Ableitung, eine Erdung. Aus diesem Grund wurde eine Platte am Patienten angebracht, die Energie neutralisiert. Würde man das vergessen, erlitte der Patient Brandwunden.

Für mich als Operateur kann das Elektromesser auch schmerzhaft sein: wenn nämlich mein Handschuh ein Loch hat. Das habe ich bisher dreimal erlebt und einen Schlag bekommen. Einmal flog dabei sogar eine Pinzette durch die Luft, mit der ich gerade ein kleines Gefäß angehoben hatte. Ich wies meinen Assistenten an, Strom auf das Gefäß zu geben, da ich nicht wusste, dass mein Handschuh ein Loch hatte. Manche Chirurgen ziehen nicht nur bei Operationen mit hohem Infektionsrisiko wie Corona zwei Paar Handschuhe an, sondern immer. Im Prinzip passen alle sehr gut auf ihre und die Handschuhe der Kollegen auf, nicht nur zum Selbstschutz, sondern natürlich auch für die Patienten.

In den folgenden Stunden wird uns das Biep-Biep-Biep, der Puls des Patienten, begleiten. Wir hören ihn nicht bewusst, doch wenn er sich stark verändert oder gar schweigt, sind alle sofort alarmiert. Es muss nichts Schlimmes bedeuten, manchmal ist bloß eine Elektrode abgefallen. Dann kriecht jemand aus dem nicht sterilen Bereich unterhalb des sterilen grünen Tuches und befestigt sie wieder. Während des gesamten Eingriffes überwacht das Narkoseteam den Schlaf des Patienten. Heutzutage können Narkosen sehr fein dosiert werden. Anhand der Gehirnströme und weiterer Parameter sehen die Kollegen jederzeit, in welcher Tiefe der Narkose sich der Patient befindet.

Bis wir den Patienten an der Herz-Lungen-Maschine angeschlossen haben und sozusagen mit Netz arbeiten, ist die Spannung mit Händen zu greifen. Mein Assistent ist schon seit einer Weile an den Beinen des Patienten beschäftigt. Aus diesem Grund sind auch sie lilafarben, denn hier werden wir Venen für die Bypässe entnehmen. Ihre Arbeit wird dann von anderen Gefäßen erledigt, die zu Kumpelgefäßen werden: einer für alle, alle für einen. Die Gefäße im Körper sind vorbildlich vernetzt. Wenn ein Gebiet zu ist, wird die Funktion von den kleineren Gefäßen übernommen. Das klappt aber nur bis zu einem bestimmten Grad. Wenn ein wichtiges Gefäß am Herzen sich verschließt, können die Kumpels diesen Part nicht komplett übernehmen. Es kommt zur Dekompensation, zum Herzinfarkt.

Wenn wir das Brustbein durchgesägt und das Blut gestillt haben, spreizen wir den Brustkorb auf und blicken in den Brustkorb hinein. Darunter befindet sich der Herzbeutel, in dem das Herz liegt. Die Vielseitigkeit des sehr flexiblen und gleichzeitig reißfesten Beutels, Perikard genannt, nutzen wir, wenn wir irgendwo ein Loch zu flicken haben, zur Reparatur einer Klappe oder bei einem Loch infolge eines angeborenen Herzfehlers. Durch den Herzbeutel können wir die Bewegungen des Herzens bereits sehr gut sehen. Als Nächstes schaffen wir uns einen Zugang zum … Herzstück. Und nun liegt es vor uns.

»Guten Tag, Herz!«

Manchmal fasse ich es an, das ist so, als würde ich ihm die Hand geben. Ich nehme es auch tatsächlich in eine Hand und untersuche es auf der Oberfläche, wo die Herzkranzgefäße anliegen. Welche Größe haben sie? Schließlich wollen wir hier Bypässe anlegen.

Das Herz ist es nicht gewohnt, berührt zu werden. Es gefällt ihm nicht, es beginnt zu holpern und zu stolpern, es wehrt sich. Ich lasse es los, wir sind ja noch nicht im sicheren Bereich an der Herz-Lungen-Maschine.

Ich bin absolut vertieft in alles, was ich tue. Ich denke nichts, bin total identifiziert mit jedem meiner Handgriffe, während ich gleichzeitig alle Geräusche wahrnehme. Das Biepen des Herzschlags, Kommentare aus dem Team. Hin und wieder schießt mir der Mensch, der hier liegt, durch den Kopf. Was wir gesprochen haben, was ich von ihm weiß. Es ist kaum zu begreifen, dass ich jetzt so tief in ihn hineinschaue. Dieses Wunder fasziniert mich immer wieder. Am beeindruckendsten ist es für mich, wenn ich nicht nur den Brustkorb, sondern auch den Bauch eröffnet und dann freie Sicht in den gesamten Körper habe. Einerseits erscheint mir das wie etwas Verbotenes, denn ein Körper ist nicht dazu da, geöffnet zu werden und sich so preiszugeben. Andererseits ist es ein großer Reiz, wie Röntgen mit Fleisch und Blut. Ich sehe bis zur Wirbelsäule, erkenne den Darm und alle Organe, bewegt vom Herzschlag, den wir gleich mithilfe einer Kaliumlösung stoppen werden. Vorbereitend bringen wir Nähte an den Gefäßen und am Herzen an, um die Kanülen und Schläuche einführen zu können. Sobald die Maschine angeschlossen ist, übernimmt sie die Funktion von Herz und Lunge. Man sieht, wie das Herz leer wird. Eben noch hat es sich mächtig gefüllt und geleert, Pumpstoß für Pumpstoß, und nun wird es schlaff. Das Herz steht still.

Die Kommunikation im Team läuft gemäß der Checkliste mit Frage-Antwort.

»Aorta ist geklemmt«, sage ich.

Der Kardiotechniker wiederholt: »Aorta ist geklemmt.«

So kann ich sicher sein, dass die Info bei ihm angekommen ist.

Ich sage zur Narkoseärztin: »Der Blutdruck ist zu hoch.«

Sie wiederholt: »Der Blutdruck ist zu hoch. Ich gebe ihm was.«

»Okay, du gibst ihm was«, sage ich.

Mein Assistent hat die Venen fertig präpariert. So beginnen wir nun, die Herzkranzgefäße freizulegen und die Bypässe anzubringen. Am Ende wird das Herz entlüftet, und die Aortenklemme wird entfernt, sodass Blut von der Herz-Lungen-Maschine zum Herzen fließt, das die Kaliumlösung nach und nach herausschwemmt. Dann werden die Bypässe, die wir am Herzen angenäht haben, an die Aorta angeschlossen, sodass das Blut diesen neuen Weg nehmen kann. Die alten Gefäße sind ja kaputt. Wir rühren sie nicht an, die Verstopfung wird noch weiter fortschreiten. Doch jetzt gibt es eine Umleitung. Eine Bypassoperation macht die Verkalkung nicht ungeschehen, sie dient nur dem Schutz vor einem (weiteren) Herzinfarkt. Wir überprüfen gründlich, ob alles dicht ist, und hoffen, dass das Herz seine Arbeit ohne Komplikationen wieder aufnimmt, wenn wir es jetzt gleich von der Herz-Lungen-Maschine trennen. Wir haben auch begonnen, das Blut wieder dicker zu machen, das wir für die Herz-Lungen-Maschine sehr stark verdünnt haben, damit sich keine Gerinnsel bilden.

Alles läuft nach Plan. Vorübergehend wird ein Herzschrittmacher auf den Herzmuskel genäht und aus der Bauchdecke ausgeleitet. Dann werden Drainagen eingebracht, die die Wundflüssigkeit nach außen ableiten. Zum Schluss wird das Brustbein mit Stahldrähten festgezurrt, das ist die stabilste und sauberste Lösung. Sie bleiben für immer im Körper, außer, sie machen dem Patienten Beschwerden, was manchmal vorkommt. Innerhalb von zwei bis drei Monaten wird der Knochen heilen und wieder zusammenwachsen.

Meistens überlasse ich das Nähen von Muskulatur, Fettgewebe und Haut meinem Assistenten. Ich trete weg vom Tisch, verlasse den sterilen Bereich, ziehe mir die Handschuhe und den blutigen Kittel aus und rufe aus dem OP wie versprochen die Angehörigen des Patienten an. Dann schreibe ich den Operationsbericht. Auch wenn der Patient noch in tiefer Narkose liegt, bekommt er es vielleicht mit. Man weiß sehr wenig darüber, wo sich die Patienten befinden, wenn sie im OP schlafen.

Ich stelle mir vor, wie angespannt die Angehörigen auf meinen Anruf warten. Sie zittern und bangen, und ich finde sehr wohl, dass es da auf jede Minute ankommt. Denn auch wenn wir physisch lediglich das Herz dieses Patienten behandelt haben, so haben wir noch psychisch noch einige Herzen mehr berührt, nämlich die all jener Menschen, die in Liebe, Zuneigung und Sorge mit unserem Patienten verbunden sind. Sie sind wichtig, sie gehören dazu, mit ihrer Hilfe wird er schneller wieder gesund.

»Guten Tag, hier ist Dr. Natour, spreche ich mit Frau Schwarz?«

»Ja!«

Ich erkenne sie an der Stimme. Sie war bei dem präoperativen Gespräch dabei.

»Wir sind jetzt fertig. Ihr Mann ist stabil. Wir haben wie besprochen drei Bypässe gemacht. Es gab keine Komplikationen. Wir bringen ihn jetzt auf die Intensivstation. Ich erwarte keine Probleme und hoffe, dass er in zwei, drei Stunden wach sein wird. Sie können gegen siebzehn Uhr kommen. Wenn er dann noch nicht wach ist, können Sie ihn trotzdem ein bisschen streicheln. Oder Sie rufen heute Abend noch einmal an. Wenn Sie ihn erst morgen besuchen möchten, wird er besser aussehen, dann sind die Schläuche weg.«

»Und es ist auch wirklich alles gut gegangen?«

»Ja, alles ist nach Plan verlaufen.«

So unkompliziert wie bei Herrn Schwarz klappt es nicht immer. Manchmal sind die Gefäße schlecht, der Bypass arbeitet nicht richtig. Wir können zusehen, wie es zum Herzinfarkt kommt. Dann muss ich etwas sagen wie: »Wir haben drei Bypässe gelegt, aber der eine macht keinen guten Eindruck. Ich weiß noch nicht, wie es sich entwickelt. Hoffentlich geht alles gut.«

So bereite ich die Angehörigen auf Komplikationen vor. Es wäre falsch, sie in einer Sicherheit zu wiegen, die nicht realistisch ist.

Bevor eine Operation offiziell als beendet gilt, steht das Sign-out an, die nächste Checkliste. Wir zählen: Sind alle Kompressen vorhanden? Stimmt das Gewicht der Instrumente – wie viel wiegen sie vor und nach der OP? So können wir sicher sein, dass wir keine Schere im Patienten vergessen haben. Und weiter:

> Gab es Probleme mit der Apparatur während des Eingriffs mit den Instrumenten?
> Ist der Blutverlust dokumentiert?
> Ist die postoperative Versorgung der Wunde und der Drainagen besprochen?
> Ist besprochen, wie der Patient nach der OP mobilisiert werden muss?
> Sind die Eingriffe alle dokumentiert?
> Ist das Protokoll der Blutgerinnung und der Schmerzmedikamente nach der OP sowie der Antibiotika besprochen?
> Ist die Teamkommunikation angesprochen? Gibt es Verbesserungsvorschläge bezüglich der Zusammenarbeit?

Alle Mitarbeiter wissen, dass nach der Operation Zeit für diese Fragen ist. So beschäftigen sie sich währenddessen nicht damit und können sich voll auf das konzentrieren, was zu tun ist. Es gibt noch einige weitere Punkte auf der Checkliste, zum Beispiel, ob im Protokoll alle Teammitglieder aufgelistet sind. Zudem wird die Anzahl der Türbewegungen besprochen. Sie sollte wegen des Infektionsrisikos so niedrig wie möglich sein. Viele Kleinigkeiten weben ein größtmögliches Sicherheitsnetz für die Patienten. Die Liste ist noch viel länger, aber ich belasse es dabei.

Mein Wunsch ist ein ebensolches Sicherheitsnetz präoperativ und postoperativ. Damit der Patient uns nicht durch die Maschen fällt, sobald er das Krankenhaus und die Reha verlässt. Bildlich gesprochen können wir ihn, davon bin ich überzeugt, so gut »päppeln«, dass er zu groß für die Maschen wird.

Tod auf dem Tisch

Nach der Operation legen wir den Patienten mit all seinen Schläuchen und Überwachungsgerätschaften in sein Bett. Dann bringe ich ihn zur Intensivstation. Ich habe ihn hier reingerollt, ich fahre ihn auch wieder raus. Meistens.

Sehr selten verstirbt ein Patient während der Operation. Das ist für das ganze Team extrem belastend. Eine schwarze Wolke senkt sich über uns. In Holland nehmen wir uns viel Zeit, um das im Team zu verarbeiten. Jeder schildert seine Eindrücke. Es gibt Situationen, in denen war es absehbar, zum Beispiel nach einem schweren Autounfall mit zerfetzter Aorta. Aber auch ein Routineeingriff kann in einer Katastrophe enden. Das Auffangsystem in Holland ist meiner Meinung besser als das in Deutschland.

Das Gespräch mit den Angehörigen nach dem Tod des Patienten verläuft manchmal so ähnlich wie ein präoperatives Gespräch, falls ohne Vorwarnung kurzfristig operiert werden muss. Durch den Schock sind die Menschen nicht aufnahmefähig. Sie fragen zwar, warum und wie, doch sie können diese Informationen nicht verarbeiten. Deshalb biete ich ein zweites Gespräch im Abstand von einigen Wochen an. Dann kommen sie vielleicht mit einer Liste. Jetzt sind sie bereit für Informationen zur Operation. Für manche Menschen ist es sehr wichtig, alles nachvollziehen zu können. Für andere spielt das keine Rolle. Er ist tot, sie ist tot, wieso soll ich mich mit den Gründen beschäftigen, er kommt ja nicht wieder.

Die Gründe zu benennen ist oft schwierig. Bei einem Patienten klappt etwas, beim anderen nicht. Wir wissen nicht, woran das liegt. Es erinnert uns daran, dass wir Menschen sind und keine Götter. Ein Todesfall bringt mich immer zurück auf den Boden der Tatsachen. Gewiss, ich habe gemeinsam mit meinem Team schon viele Leben gerettet. Aber eben nicht alle.

Hat man eine persönliche Beziehung zu einem Patienten aufgebaut, schmerzt sein Tod mehr. Andererseits kann ich dann aber besseren Kontakt mit der Familie aufbauen. Ich weiß genau, von wem wir sprechen. Es war kein von grünen Tüchern gesäumtes krankes Herz, sondern ein Mensch, der glücklich bei der Gartenarbeit war, in seinem Ehrenamt vielen Kindern in der Hausaufgabenbetreuung half und unnachahmlich Witze erzählen konnte.

Die Reaktionen der Angehörigen auf den Tod sind nicht vorhersehbar. Noch nie hat mir jemand einen Vorwurf gemacht. Einmal hat eine pubertierende Tochter auf mich eingeschlagen, verzweifelt und kraftlos … ihr Schmerz musste irgendwohin, und ich stand nun mal gerade neben ihr. Am nächsten Tag entschuldigte sie sich.

Ich kenne viele Kollegen, ich möchte behaupten, es sind die meisten, die solche Gespräche lieber vermeiden, delegieren oder, wenn es schon sein muss, so kurz wie möglich halten. Für mich gehören die Gespräche dazu, sie markieren ein Ende, das normalerweise so aussieht, dass ich den Patienten auf die Intensivstation begleite. Stattdessen muss ich die Todesnachricht überbringen.

Ich finde es sehr wichtig, dass wir den Angehörigen in so einer Situation an unserer Klinik Ansprechpartner nennen. Über Trauer gäbe es viel zu sagen, ich möchte mich aber bald wieder den Lebenden zuwenden, deshalb an dieser Stelle nur der Hinweis, dass es mittlerweile sehr gute Unterstützung in der Trauer gibt. Ich würde mir wünschen, dass jeder Angehörige, der einen lieben Menschen im Krankenhaus verliert, darauf hingewiesen und während der ersten Schritte in der Trauer begleitet wird.

Auch erfolgreich operierte Patienten trauern manchmal. Denn sie haben ja etwas verloren. Im schlimmsten Fall, der ein Glücksfall für sie sein sollte, ihr altes Herz. Vielleicht aber auch eine Herzklappe, das Gefühl der Unversehrtheit, das Gefühl des unbeschwerten Lebens. Manche Patienten sind nach einer erfolgreichen Herzoperation scheinbar grundlos wochenlang tieftraurig. Was sie manchmal nicht äußern. Sie schämen sich. Alle freuen sich, weil die Operation so gut verlaufen ist, doch in ihnen ist diese abgrundtiefe Trauer. »Ich fühle mich wie von mir selbst abgeschnitten«, sagte mir einmal ein Patient. »So als hätte ich mich während der Operation ein Stück weit verloren.«

Solche Phänomene möchten wir an der Klinik erforschen, denn wenn wir mehr darüber wissen, können wir anderen Patienten helfen. Vielleicht fühlen sie sich dann weniger allein – diese seltsamen Gedanken behält man ja meistens für sich: »Ach, so was gibt es? Ach so, das ist ›normal‹? Was für eine Erleichterung!«

Aber erst mal folgt direkt nach der Operation eine kritische Phase. Die OP ist geschafft, der Patient jedoch noch lange nicht über den Berg. Es kann noch viel schiefgehen. Die ersten vierundzwanzig Stunden sind besonders gefährlich. Es ist immer ein schrecklicher Moment, wenn ich am Morgen in die Klinik komme und erfahre, dass ein Patient gestorben ist, den ich am Tag zuvor mit meinem Team operiert habe. Ich habe den Patienten kennengelernt, er vertraute mir, wir sind ein entscheidendes Stück seines Lebenswegs zusammen gegangen, in gewisser Weise ist er ein Teil von mir geworden. Mit einem guten Gefühl verließ ich die Klinik abends, vielleicht war ein Patient, den ich morgens operiert hatte, wach, als ich noch einmal nach ihm sah. Doch in der Nacht musste er reanimiert werden, und wir verloren ihn. Das ist furchtbar.

Manchmal bekomme ich eine zweite Chance. Ich werde angerufen, weil beispielsweise eine Nachblutung festgestellt wurde. In rasender Eile fahre ich in die Klinik, wo der Patient bereits vorbereitet wird … und dann operiere ich noch einmal und versuche, das Leck zu schließen. Weil so etwas hin und wieder geschieht, ist es wichtig, die Angehörigen in keiner falschen Sicherheit zu wiegen, sondern sie nach der Operation daran zu erinnern: Es liegt noch ein steiniger Weg vor uns, bis der Berg überwunden ist.

Wenn er nicht erklommen wird, verändert sich im Blick der Angehörigen meine Rolle. Als Retter angetreten, bin ich nun Täter. Bevor ich etwas machte, lebte der Ehemann noch. Der Patient ist gestorben, weil ich ihn operiert habe. Er wäre vielleicht ohne Operation am nächsten oder übernächsten Tag gestorben, doch Fakt ist, dass er während der Operation verstorben ist. Ich habe ihn zwar nicht umgebracht, er ist verblutet, doch es belastet mich trotzdem, wenngleich ich weiß, dass mich keine Schuld trifft. Als Chirurg erlebe ich die gleichen Stufen der Kurve wie meine Patienten. Es geht mir gut, wenn eine Operation erfolgreich verläuft. Geht etwas schief, stürze ich ab.

Man kann im Vorfeld niemals genau wissen, was geschieht. Kein Befund aus den Voruntersuchungen kann einem wirklich sagen, was einen erwartet, wenn man den Brustkorb eröffnet und wie der Körper auf diese Ungeheuerlichkeit reagieren wird.

In Deutschland gelten alle während einer Operation verstorbenen Patienten als nicht natürliche Todesfälle. Die Polizei wird informiert, der Leichnam wird beschlagnahmt, eine Obduktion in der Rechtsmedizin angeordnet. Das kann die Angehörigen zusätzlich sehr belasten. In Holland wird der verstorbene Patient nur dann obduziert, wenn die Familie es wünscht. Für uns Ärzte ist eine Obduktion immer eine Chance, etwas zu lernen. Deshalb würde ich mir öfter ein Ja zur Obduktion wünschen. Ursachen kommen ans Licht, die wir nicht ahnen können, beispielsweise eine Thrombose in den Darmgefäßen. Thrombosen, also Gerinnungsstörungen, sind ein großes Risiko bei Herzoperationen. Denn wir stören den Kreislauf, verändern die Dichte des Blutes für die Herz-Lungen-Maschine, machen es dünner, dann wieder dicker. Zudem bauen wir Fremdmaterial ein, eine Herzklappe oder eine Prothese. Manchmal sehen wir während der Operation, wie sich Gerinnsel bilden. Die wir dann natürlich auflösen, doch wenn der Patient wieder verschlossen ist, haben wir keinen Zugriff mehr.

Einen Todesfall auf dem Tisch muss ich so schnell wie möglich abschütteln. In Holland bekommen wir einen Tag Schonzeit. Die nächste Operation übernimmt ein Kollege. Und der Rest ist dann einfach Professionalität, die man sich im Lauf der Jahre erwirbt. Es wäre wünschenswert, die Studierenden würden besser darauf vorbereitet.

Es gibt meiner Meinung nach zu wenige Pflichtveranstaltungen im Medizinstudium, die angehenden Medizinern die Lage der

Patienten oder Angehörigen nahebringen. Wir brauchen Seminare, in denen wir uns damit auseinandersetzen, was mit uns als Behandler passiert, wenn wir die Grenze zwischen Leben und Tod überschreiten und wenn etwas schiefgeht. Zu behaupten, um die Seele sollten sich die Psychologen kümmern, halte ich für falsch. Die Seele gehört mit ins Medizinstudium! Ich möchte, dass wir Ärzte uns damit auseinandersetzen, ohne Angst davor zu haben, denn der Tod ist unser größter Feind.

Abschiede

Die Angst vor dem Tod ist so zentral, dass sie von vielen Philosophen als der Ursprung von Religion, Kunst, Kultur und Wissenschaft angesehen wird. Aus psychologischer Sicht ist der Mensch in kaum etwas anderem so erfolgreich wie darin, den Gedanken an den eigenen Tod abzuwehren. Einigen Psychologen zufolge sind sogar große Teile unserer Wahrnehmung und unseres Handelns, ja auch der Selbsterkenntnis darauf ausgerichtet, Gedanken an den eigenen Tod zu verhindern.

Hinzu kommt, dass der Tod aus der Gesellschaft verdrängt wird. In unserem mitteleuropäischen Alltag werden wir nur selten mit dem Tod konfrontiert. Ein Mitteleuropäer verliert circa alle fünfzehn Jahre einen nahen Angehörigen. Früher und in vielen Teilen der Welt auch heute noch war der Tod allgegenwärtig, und es starben hauptsächlich jüngere Menschen: Säuglinge, Kinder, Jugendliche, Mütter, Soldaten. Sie starben durch Hunger, Krankheit, Seuchen und Kriege und mangelnde medizinische Versorgung sowie katastrophale hygienische Bedingungen.

Früher dominierte ein schneller Tod, häufig durch Infektionen. Heute wird oft langsam und lange gestorben. Das gilt besonders für ältere Menschen mit fortgeschrittenen Krebserkrankungen und anderen chronischen Krankheiten.

Früher war der Tod ein vertrauter Zeitgenosse. Familie, Freunde, Nachbarn verbrachten die letzten Stunden am Bett des sterbenden Menschen. Es wurde gemeinsam gebetet und Abschied genommen. Gemeinsam wurde der Verstorbene gewaschen und angekleidet, hergerichtet für die Aufbahrung. Und wieder saßen die Verwandten und Freunde bei ihm und hielten die Totenwache. Die konnte mehrere Tage dauern, und bei einer Beerdigung wurde der Sarg offen durch das Dorf getragen oder gefahren.

Heute sind die Särge von den Straßen verbannt, und einige Bestattungsunternehmen verzichten auf alles, was das Dienstfahrzeug als Bestattungsfahrzeug erkennbar machen könnte. Das macht es uns nicht leichter, mit Krankheit, Tod und Sterben umzugehen. Die Sterbenden und Toten werden aus dem Alltagsleben entfernt und professionellen Kräften »zur Bearbeitung« übergeben. Dies mündet in eine vermehrte Unsicherheit im Umgang mit Sterben und Tod. In meiner Kindheit und Jugend gehörten Krankheit und Tod ganz selbstverständlich zum Leben. Immer mal wieder gab es kranke Menschen, die Hilfe brauchten. Sie wurden unterstützt, ohne dass man sich Gedanken darüber machte. Es gab auch keine Altenheime in meiner Kindheit, die Familien sorgten für ihre Alten. Ich bin sicher, dass in meiner Kindheit und Jugend keiner unbemerkt wochenlang tot in seiner Wohnung hätte liegen können. Er wäre von irgendwem wahrscheinlich schon am nächsten Tag vermisst worden.

Ich praktiziere wie gesagt in zwei Ländern. In Deutschland werde ich manchmal beneidet nach dem Motto: In Holland ist das System viel besser, da müssen die Ärzte keine Todgeweihten am Leben erhalten. Ein Arzt macht sich nicht strafbar, wenn er dabei hilft, ein Leben zu beenden, das alle Würde verloren hat. Doch ich möchte kein Transport-Dienstleister in den Tod sein. Erstens gibt es eine palliative Versorgung. Zweitens aber, und das scheint mir langfristig bedeutsam, sollten wir nicht in eine Gesellschaft abdriften, die die Kranken und Alten zuerst in Heime abschiebt und dann ans Krankenhaus übergibt, das sie nicht mehr verlassen. Als wäre so allen gedient. Wenn jemand, weil er anderen nicht zur Last fallen will, freiwillig aus dem Leben scheiden möchte, ist das meiner Meinung nach die Bankrotterklärung einer Gesellschaft. Einer Gesellschaft, in der nur derjenige etwas wert ist, der etwas leistet. In welcher Zukunft wollen wir leben? Wir gestalten sie heute.

Der Tod, den wir vor Augen haben – jeden Tag hundertfach oder tausendfach, je nachdem, wie lange wir vor dem Bildschirm sitzen –, der ist virtuell, nicht aus Fleisch und Blut. Kühl im Kasten. Echte Tote, vielleicht die Eltern oder Großeltern, wie schlafend im Bett liegend, haben die wenigsten Menschen gesehen, dafür aber Tausende von Toten im Fernsehen. Dem Tod aus dem Weg zu gehen funktioniert nicht. Und wer sich nicht von einem Verstorbenen verabschiedet, weil er ihn lebendig in Erinnerung behalten möchte, tut sich in vielen Fällen nichts Gutes.

Ein Abschied ist immer ein Punkt, ein Schluss. Auch wenn er äußerst schmerzhaft ist, er beendet eine Zeit, eine neue bricht an. Es ist nachgewiesen, dass diejenigen Trauernden, die sich von ihren Verstorbenen verabschieden konnten, mit einem besseren und auch sicheren Gefühl weiterleben und die Trauerarbeit in ihren natürlichen Phasen ohne traumatische Einbrüche durchlaufen.

Auch Kinder können – unabhängig vom Alter – zu einem Abschied für immer mitgenommen werden. Allerdings sollte man Kinder nicht zu einem Abschied überreden, sie sollten von sich aus den Wunsch äußern. Dann kann man sie ermutigen, für den Opa oder die Oma, Bruder oder Schwester ein Bild zu malen, das dann in den Sarg gelegt wird, oder dem Toten ein Spielzeug mitzugeben. Solche Handlungen sind sehr wichtig: Wir geben unseren lieben Verstorbenen etwas mit auf den Weg.

Doch idealerweise begleiten wir unsere Lieben auf dem Weg zurück in das Leben, und der beginnt in der Intensivstation.

INTENSIV BEWUSSTLOS

Ein Mensch auf der Intensivstation ist ohne Unterstützung von Hightech-Medizin nicht lebensfähig. Das ist ihm aber nicht bewusst, die Intensivstation ist für viele Patienten im Nachhinein eine Zeit im Nebel.

An Richard Schwarz' Krankenbett stehend, übergebe ich meinen Patienten an das Team auf der Intensivstation. Dort wird er an diverse Überwachungsgeräte angeschlossen, während ich nicht nur seine Krankengeschichte erzähle, sondern auch ein paar Sätze über ihn sage. Ich finde es schön, nicht nur einen Patienten, sondern auch einen Menschen zu bringen.

Vor allem kommt es bei der Übergabe jedoch auf die medizinischen Details an. Keine Information darf fehlen, damit sich nicht aus einer Kleinigkeit eine Katastrophe entwickelt. Wir haben dem Kreislauf sehr viel zugemutet, das Herz stillgelegt und den Körper heruntergekühlt. Auf der Intensivstation kommt der Patient kühl an, wenngleich wir sein Blut am Ende wieder erwärmt haben. Es wird noch eine Weile dauern, bis die Temperatur stabil ist, und weil sich dabei Gefäße erweitern, beinhaltet das ein gewisses Risiko. Auch Nachblutungen und vielerlei andere Probleme können auftreten. Auf der Intensivstation ist der Patient in besten Händen und unter ständiger Überwachung. Und das ist für mich der Moment des Abschieds von ihm.

Ich freue mich auf eine Pause, nach vielen Stunden stehen am Tisch endlich einmal setzen, Beine hochlegen, etwas trinken. Am Klinikum in Oldenburg hatten Chirurgen zwischen zwei Operationen dreißig Minuten Zeit. An meiner jetzigen Uniklinik wird mir mehr gegönnt.

Wie lange ein Patient auf der Intensivstation bleibt, hängt von seinem Zustand ab. Bei einem günstigen Verlauf kann er schon am Tag nach der Operation auf die Normalstation verlegt werden. Oder es kann eine Weile dauern, wenn die Wunde schlecht heilt oder andere Komplikationen auftauchen. Bei Nachblutungen muss erneut operiert werden. Was natürlich den OP-Plan durcheinanderbringt.

In der Aufwachphase reduzieren wir behutsam die Medikamente. Dabei beobachten wir die Patienten genau. Manche sind sehr verwirrt, versuchen sich die Infusionen aus dem Körper zu ziehen. In der Regel wacht der Patient auf, wenn seine Lungensituation gut und der Kreislauf stabil ist. Weder Nachblutungen noch Herzrhythmusstörungen sind aufgetreten. Wenn die Patienten husten können, also Schleim mobilisieren, wird auch der Beatmungsschlauch entfernt. Das bekommen die Patienten meistens nicht mit. Wenn doch, ist das sehr unangenehm.

Bevor ich die Klinik am Abend verlasse, schaue ich noch einmal nach meinen Patienten.

»Wie geht es Ihnen, Herr Schwarz?«

»Gut.«

»Das freut mich.«

»Ich bin so froh, dass ich es jetzt hinter mir habe.«

»Das glaube ich gern«, antworte ich und hoffe, dass er das Gröbste nun wirklich hinter sich hat. Ich schaue auch noch nach anderen Patienten.

»Wie fühlen Sie sich, Frau Lange?«, frage ich.

Flüsternd antwortet Frau Lange: »Ich muss Milch kaufen.«

Diese Antwort zeigt mir, dass sich die Patientin im Delir, im Durchgangssyndrom, befindet. Ein Zwischenstadium, das durch Desorientierung gekennzeichnet ist. Laienhaft kann man sich das als den langsamen Abbau der verschiedensten Schmerz- und Narkosemittel im Körper vorstellen.

Das Durchgangssyndrom

Normalerweise haben meine Patienten mich vor der Operation kennengelernt. Wenn sie sich im Durchgangssyndrom befinden, kennen sie mich oft nicht mehr. Sie sind nicht Herr oder Herrin ihrer Sinne und wissen gar nicht, dass sie sich auf einer Intensivstation befinden. Tatsächlich können sie sich, während sie mit einer Krankenschwester oder ihren Angehörigen sprechen, in einem anderen Land zu einer anderen Zeit wähnen. Diese Phänomene haben verschiedene Ursachen, die medizinisch noch nicht abschließend erforscht sind. Es ist, als würde der Patient in einer Parallelwelt leben.

Neuer Versuch.

»Guten Tag, Frau Lange«, begrüße ich meine Patientin. »Wie geht es Ihnen?«

»Ich muss mich beeilen«, sagt sie. »Sonst verpasse ich den Zug.«

»Frau Lange, Sie sind auf der Intensivstation der Klinik in Maastricht.«

»So ein Quatsch.«

»Mein Name ist Dr. Natour, und ich habe Sie vor vier Tagen am Herzen operiert.«

»Gehen Sie mir aus dem Weg, ich habe es eilig, ich muss zu meinem Zug.«

In ihrer Vorstellung liegt die Patientin nicht hilflos im Bett, sondern befindet sich auf einem Bahnhof.

»Frau Lange, wir sind hier auf der Intensivstation.«

»Das glaube ich nicht.« Frau Langes Blicke irren durch den Raum. Ich weiß nicht, was sie sieht, es ist jedenfalls kein Krankenzimmer, denn sie beharrt darauf, dass sie nun aber wirklich zu ihrem Zug müsse. Und dann schläft sie ein. An welchem Ort wird sie beim nächsten Mal aufwachen? Wird sie dann angekommen sein?

Tatsächlich wird es immer dieses Zimmer sein. Kein Einkaufszentrum, in dem die Patienten mit ihrem Bett ganz selbstverständlich parken, kein Flughafen. Mir haben Patienten erzählt, dass sie jeden Tag in ein anderes Bett gelegt worden wären, dass wir im Krankenhaus mehr auf Hygiene achten müssten, weil überall weiße Mäuse herumlaufen würden. Seltsamerweise sind weiße Mäuse sehr beliebt. Wenn Ihnen drei verschiedene Patienten nacheinander von weißen Mäusen erzählen, fragen Sie sich irgendwann, wer recht hat. Ein Delir ist aber nicht lustig. Es ist ein psychotischer Zustand, und oft erleben Patienten heftige Angstzustände; Panikattacken, vergangene Traumata brechen auf. Wir haben festgestellt, dass Patienten, die vor dem Eingriff sehr ängstlich sind, ein größeres Risiko aufweisen dafür als weniger ängstliche Patienten. Das zeigt wieder einmal, wie wichtig die gute Vorbereitung ist.

Im Durchgangssyndrom rutschen die Menschen aus Zeit und Raum. Eine ältere Patientin wagte nicht zu atmen. In Todesangst befürchtete sie, dass die Soldaten, die nach ihr suchten, sie entdecken und töten würden. Sie lag nicht 2021 im Bett auf der Intensivstation, sondern befand sich im Zweiten Weltkrieg. Andere Patienten wähnen sich in Folterkellern, in der Hölle, sie durchleben die schrecklichsten Abgründe, werden Zeuge, wie ihre Familien sterben …

Wäre dieses Übergangsstadium mit all seinen Höhen und Tiefen allgemein bekannt, könnten die Patienten und ihre Angehörigen und Freunde es besser einordnen. Doch so macht es vielen Angehörigen einfach nur Angst, die befürchten, dass das nun für immer so bleibt. Vor allem aber sind die Patienten von diesen psychotischen Zuständen zutiefst verunsichert. Oft können sie sich niemandem anvertrauen, weil sie Sorge haben, für verrückt gehalten zu werden. Sie fragen sich, ob der Wahnsinn wiederkehrt, wo der Ausgang in die Realität ist, ja: *Was ist real? Das, was ich glaube, nein, nicht glaube, was ich weiß! Oder das, was sie mich hier glauben machen wollen?*

Wenn sie dann nach und nach klarer werden, vergessen sie vieles oder alles. Andere, die sich erinnern können, sind zum Teil sehr verstört, vor allem die sonst eher bodenständigen Typen, in deren Leben die Fantasie keine Rolle spielte. Eine Filmemacherin war einmal regelrecht begeistert von dem »großen Kino«, das sie erlebte, doch sie ist ein Einzelfall. Denn die Drehbücher sind meistens nicht schön. Am schlimmsten sind sie, wenn die Patienten glauben – und das geschieht häufig –, entführt und gefoltert zu werden. Sie sehen, dass sich ihre Angehörigen mit dem Pflegepersonal unterhalten, wollen signalisieren, dass die Pfleger in Wirklichkeit Folterknechte sind, und können sich nicht verständlich machen. Jeder kann sich vorstellen, was für eine Hölle die Patienten dabei durchleben.

Auch für das Pflegepersonal ist das ein Dilemma. Wir wollen helfen, werden aber weggestoßen, beschimpft, schlecht behandelt. Ein Patient auf der Intensivstation hat nicht viel Kraft, doch es ist kein schönes Arbeiten, wenn der Dienst am Menschen als Angriff auf Leib und Leben missdeutet wird. Hinzu kommt, dass Patienten im Durchgangssyndrom oft erhöhten Pflegeaufwand benötigen. Sie reißen sich Zugänge aus dem Leib, sodass sie manchmal sogar fixiert werden müssen, weil die Infusionslinie gefährdet ist, fallen aus dem Bett, weil sie dringend zum Zug oder wohin auch immer zu müssen glauben oder ihnen ein Verfolger im Nacken sitzt, ziehen sich dabei vielleicht Verletzungen zu und so weiter. Das erfordert extrem viel Verständnis und Geduld von den Pflegekräften. Und es ist ja allgemein bekannt, dass viele Stationen in Krankenhäusern schon mit dem »normalen« Pflegeaufwand am Limit arbeiten.

Warum machen wir es uns und den Patienten so schwer? Das wollen wir doch alle eigentlich gar nicht. Nein, natürlich nicht. Die Sachzwänge sind schuld. Wer macht die? Angenommen, wir sind dafür verantwortlich. Dann könnten wir sie doch auch lockern, oder?

»Herr Richter, Sie sind im Krankenhaus. Herr Richter, bitte, Sie dürfen nicht an den Schläuchen ziehen. Herr Richter, Sie wurden am Herzen operiert.« Herr Richter glaubt kein Wort. Und da laufen schon wieder drei weiße Mäuse vorbei. Warum sieht die keiner? Ist er hier eigentlich von lauter Irren umgeben?

Die Dauer eines Delirs richtet sich nach der Ursache, vor allem ihrem Schweregrad. Ältere Patienten sind häufiger und länger betroffen. Regelmäßiger Kontakt mit den Angehörigen kann eine Brücke bauen in die Realität. Die Angehörigen müssen allerdings gut darauf vorbereitet werden, wie sie mit Patienten im Delir umgehen. Es ist kontraproduktiv, wenn sie gebetsmühlenartig wiederholen, dass da keine weißen Mäuse wären. Einfühlsame Kommunikation ist gefragt, aber sie sollen auch nicht so tun, als sähen sie ebenfalls weiße Mäuse.

Manchmal macht es auf einmal klick, und jemand ist wieder da. Manchmal kommt er in kleinen Schritten zurück. Und wenn ihm dann erzählt wird, was er gesagt und getan hat, ist ihm das vielleicht peinlich. Auf keinen Fall soll das ständig thematisiert und womöglich als Anekdote kolportiert werden. »Stell dir vor, er hat …« Das würde den Patienten permanent an diesen schrecklichen Kontrollverlust erinnern.

Viele Menschen haben bald schon kaum mehr Erinnerungen an diese Zwischenwelt. Aber wenn sie doch aufploppen, dann sollten sie wissen, dass das normal ist. Es gehört dazu. Es ist nichts, weswegen sie sich schämen müssten. Das sollten wir ihnen vorher erklären, dann wird es nachher einfacher. Es ist ein Teil ihrer Genesung. Und jetzt sind sie durchgegangen. Es geht weiter in ihr neues Normal.

GANZ DER ALTE?

Zum Teil fühlen sich die Patienten noch wie in Watte gepackt, wenn sie auf die Normalstation verlegt werden. Nach und nach werden die Drainagen gezogen, es gibt nicht mehr nur Brei zu essen, sie essen vielleicht schon ohne Hilfe, schaffen es irgendwann mit dem Rollator auch zur Toilette und dann ohne, die Wangen bekommen ein wenig Farbe.

Die Normalstation ist der Wartebereich fürs normale Leben. In diesem Stadium fühlen sich die Patienten geborgen in der Sicherheit ärztlicher Obhut. Sie sind voller Hoffnung, wieder ganz die Alten zu werden. Manche spüren nun, wie erschöpft sie sind und wie wenig belastbar. Sie leiden an verschiedenen Beschwerden, Halsschmerzen von der Narkose treten öfter auf, sie können nicht gut schlucken. Allmählich schwant ihnen, dass sie mit der Operation oder dem Verlassen der Intensivstation zwar ein Stück des Weges geschafft haben, das Ziel jedoch noch in weiter Ferne liegt. Es gibt Patienten, die sich von dieser Erkenntnis entmutigt fühlen, weil sie nicht wissen, woher sie die Kraft nehmen sollen, es zu erreichen. Andere motiviert die Aussicht, nun wieder in die Selbstverantwortung zu kommen.

Etwa dreißig Prozent der Patienten erleben nach einer Operation mit Einsatz der Herz-Lungen-Maschine Herzrhythmusstörungen, genauer gesagt Vorhofflimmern, ein sehr beunruhigendes Gefühl, das große Angst machen kann. Gerade wenn man am Herzen operiert wurde … *Stimmt da etwas nicht? Ist das gefährlich? Droht ein Herzinfarkt?* Die Patienten horchen in sich hinein, manche liegen wie erstarrt im Bett, wagen kaum zu atmen. In der Folge nehmen sie eine Schonhaltung ein, atmen nur noch flach –

das Schlechteste, was sie tun können. Aus diesem Grund sollte früh mit Atemgymnastik begonnen werden. Idealerweise erhalten die Patienten auf Normalstation Besuch von verschiedenen Therapeuten. Die Patienten sollen verinnerlichen, wie wichtig es für ihre Genesung ist, dass sie selbst aktiv werden, mitmachen und auch zu Hause die empfohlenen Übungen durchführen.

Das gilt für jede Krise: Wachsam bleiben! Vorbeugen! Denn eine bewältigt zu haben bedeutet nicht, dass nie mehr eine kommt. Die nächste kann schon vor der Tür stehen.

Am besten ist es, wenn die Patienten bereits in der Klinik Adressen und Anregungen erhalten, zum Beispiel für eine Herzsportgruppe. Gewiss ist eine Klinik kein Ort der Nachsorge. Doch sie sollte hier aktiv begonnen werden, und von Anfang an, ja schon im präoperativen Gespräch, sollte es Hinweise auf die vielfältigen Angebote geben, damit der Patient begreift, dass er einen weiten Weg mit verschiedenen Etappen vor sich hat.

Da das Vertrauen in den Körper und die eigenen Fähigkeiten oft sozusagen am Boden liegt, ist es jetzt wichtig, den Patienten mental aufzubauen. Also ihm nicht ständig zu raten, wie er sich schonen soll, sondern ihn zu ermutigen: »Sie haben einen starken Körper. Sie haben es bis hierhin geschafft, und Sie werden auch die nächsten Etappen meistern.« Ergotherapeuten und andere können in dieser Phase eine wertvolle Unterstützung sein. Es gibt viele fördernde Maßnahmen zwischen Physio- und Psychotherapie. Psychologische Begleitung halte ich immer für sinnvoll, denn nach der Entlassung aus der Klinik und später Reha beginnt eine sensible Phase, in der sich herausstellen wird, wie der Patient in seinem Alltag zurechtkommt. Je besser er darauf vorbereitet ist, je mehr Strategien er lernt, je klarer er versteht, dass Veränderungen normal sind und wie er sie mit seinem sozialen Umfeld teilen kann, desto leichter wird er ins Leben zurückfinden. Dazu gehört, dass er von vornherein weiß, dass er niemals wieder ganz der Alte sein, sondern ein Neuer werden wird.

Das In-sich-Hineinhorchen kann sehr viel Raum einnehmen. Es kann so weit führen, dass Patienten Ängste entwickeln, wie sie ohne ärztliche Begleitung zurechtkommen sollen. Es könnte ja etwas Schlimmes passieren … und dann? Die Patienten sind geschwächt und trauen sich selbst wenig zu. Es ist enorm wichtig, ihnen Perspektiven aufzuzeigen, dass sie kein Leben als Patienten fristen müssen, sondern wieder eigenverantwortlich und angstfrei ihren Alltag gestalten können. Die Angehörigen, für die dieser Alltag weitestgehend normal ist, sollten verstehen, dass die Heimkehrer noch einmal ganz von vorne anfangen. Ja, vielleicht lassen sie sich davon anstecken, und man findet gemeinsam neue Rituale.

Stippvisite zu Hause

Wenn alles nach Plan läuft, wird der Patient fünf, sechs Tage nach der Operation entlassen. Manche sehnen diesen Tag herbei, für andere kommt er überraschend. Es hängt davon ab, was den Patienten zu Hause erwartet. Ist er allein, kann er sich selbst versorgen? Braucht er Hilfe? Wird er von einer fürsorglichen Familie sehnsüchtig erwartet? Oder ist seine Familie in Sorge, ob sie den Anforderungen gewachsen ist? Auch wenn einer Entlassung aus medizinischen Gründen nichts entgegensteht, wirken manche Patienten noch sehr bedürftig. Sie liegen bei der Visite im Bett, heben gerade mal matt die Hand und signalisieren, dass sie noch ein bisschen Zeit brauchen. Am Ende entscheiden die Ärzte, doch wenn wir es medizinisch verantworten können – und manchmal auch, weil wir das Bett dringend benötigen –, gibt es keine Verlängerung.

Andere Patienten mit der gleichen Ausgangssituation empfangen die Visite aufrecht im Bett sitzend und lassen keinen Zweifel daran: »Ich will hier raus!«

Ich habe festgestellt, dass es einen Unterschied macht, ob wir einem Patienten sitzend oder liegend begegnen, für beide Seiten. Sitzen ist mehr Augenhöhe, und das erleichtert den Respekt vor dem Patienten, ist in gewisser Weise ein Stoppschild. Ein liegender Patient wird leichter übergangen, auch in seiner Würde verletzt, wenn über ihn gesprochen oder entschieden wird. Ein Patient, der an der Bettkante sitzt, hat sich aufgerichtet, will ernst genommen werden, fasst auch wieder mehr Mut, steht für sich ein, und das fühlt sich für ihn besser an.

Die Entlassung nach Hause ist in der Regel nur eine Stippvisite. Jedem Operierten steht eine Reha zu, und sie wird von den meisten auch absolviert. Gelegentlich fährt ein Patient direkt von der Klinik in die Reha, meistens ist er erst mal ein paar Tage zu Hause. Das ist ein Test für die Zeit nach der Reha. Viele Empfindlichkeiten können hier auftauchen, denn indem der Patient die Klinik verlässt, kehrt er einer Schutzzone den Rücken. Angenommen, er ist als relativ gesunder Mensch auf zwei Beinen in die Klinik gekommen. Er wird sie als Patient verlassen, vielleicht im Rollstuhl, vielleicht auf zwei wackligen Beinen. Eine Frau hat ihren Mann in die Klinik gebracht und holt einen Patienten nach Hause.

Das wird vielen jetzt bewusst. Doch man spricht so etwas nicht aus. Es tut zu weh. Wie gehen Patienten damit um? Versuchen sie auf Teufel komm raus den Alten wenigstens zu spielen, auch wenn sie der nicht mehr sind und das sehr viel Kraft kostet? Oder bleiben sie lieber noch in der Schonung und erinnern ihre Umgebung beständig daran, dass sie viel Fürsorge brauchen? Oder glaubt das Umfeld, dass der Patient von vorne bis hinten betüdelt werden muss, und geht ihm damit auf die Nerven, weil es den Rekonvaleszenten behandelt, als wäre er am Hirn operiert worden statt am Herzen? Aber wenn er ungehalten reagiert, sind die anderen, die es ja nur gut meinen, gekränkt.

Manchmal haben Angehörige Angst davor, mit dem Patienten allein zu Hause zu sein, ohne ärztliche Betreuung. Hier hilft es, wenn man alle wichtigen Telefonnummern und Schritte, die in einem Notfall zu tun sind, notiert. Oder sogar eine Tasche packt, die griffbereit ist, falls die berechtigte Sorge besteht, dass ein neuer Krankenhausaufenthalt nötig werden könnte.

Es kann von Nutzen sein, wenn die Angehörigen die Diagnose und weitere Vorgehensweise genau verstehen, das bedeutet, dass sie zu Arztterminen mitkommen und sich auch jederzeit trauen, die Ärzte zu fragen, selbst wenn sie nur indirekt betroffen sind. Psychologische Unterstützung für Angehörige sollte ohnehin selbstverständlich sein. Es geht darum, der Erkrankung den Schrecken zu nehmen und sie zu verstehen, auch alle notwendigen Veränderungen, die nun, vor allem in der ersten Zeit, gemacht werden müssen. Braucht es ein spezielles Bett, welche Medikamente sind einzunehmen, muss in der Ernährung auf etwas geachtet werden und so weiter. Gewiss ist das alles sehr anstrengend für die Angehörigen, und es ist kein Wunder, dass sie sich manchmal ausgelaugt fühlen und dann ein schlechtes Gewissen bekommen, denn sie sind doch gesund.

Eine Angehörige hat einmal zu mir gesagt, dass sie sich in Situationen der Überlastung zuweilen vorgestellt hat, dass ihr Mann gar nicht mehr da wäre. So konnte sie ihm dann in großer Gelassenheit und mit Geduld beistehen.

Es gibt bestimmte Muster, die jetzt ablaufen können. Sie folgen psychologischen Drehbüchern. Sie zu kennen ist eine große Erleichterung. Ein Drehbuch zeigt uns eine gestresste Ehefrau, die in der Abwesenheit ihres Mannes gemerkt hat, wie viel besser es ihr ohne ihn geht. Im Grunde genommen wäre es ihr lieber, er würde nicht zu ihr zurückkehren. Doch so etwas darf man nicht einmal denken, geschweige denn laut sagen. Sie weiß, dass ihre Gefühle für ihn erkaltet sind, wird ihm aber in nächster Zeit sehr viel helfen müssen. Immer wurde gemacht, was er wollte. Alles musste sich immer um ihn drehen. Und jetzt dreht sich wieder alles um ihn, aber diesmal kann er nichts dafür. Kann er wirklich nichts dafür? Oder hat er selbst sich nicht diese Suppe eingebrockt mit seinem unvernünftigen Lebensstil davor, und die Ehefrau soll sie nun auslöffeln?

In einem anderen Drehbuch lernen wir einen Patienten kennen, der die Zügel seiner Familie fürsorglich und fest in der Hand hält. Er kümmert sich immer um alles und jeden. Ein richtiger Patriarch. Autoritär zwar, aber auch großherzig – Typ raue Schale, weicher Kern. Alle haben sich daran gewöhnt, dass er weiß, wo es langgeht. Er fühlt sich geradezu verpflichtet, so zu tun, als wüsste er es noch immer. Eine andere Rolle kennt er nicht. Niemand in diesem System kennt eine andere Rolle. Ich habe bei diesem Drehbuch einen bestimmten Patienten vor Augen, der eines Tages den Mut hatte, zu seiner Frau zu sagen: »Ich schaffe es nicht mehr.« In dem Moment erkannte sie, dass er nicht mehr der Alte war und es vermutlich auch nicht mehr werden würde. Im Vergleich zu vielen anderen in einer solchen Situation machte ihr das keine Angst, sondern sie sah eine Chance darin. Es war aber enorm wichtig, dass der Patriarch abdankte, dass er seine Schwäche zeigte, um die Familie wieder stark zu machen.

Leben Kinder in der Familie, stellt dies immer eine besonders fragile Situation dar, weil Kinder dringend Halt benötigen. Es kann sie extrem verunsichern, wenn ein Elternteil schwer erkrankt. Das hat auch Auswirkungen auf den gesunden Elternteil, und so verlieren Kinder ihre sichere Basis. Hier sollte man überlegen, ob andere eine Weile einspringen können. In der Nachsorge, vielleicht mit psychologischer Unterstützung, ist es ratsam, sich zu vergewissern, dass die Kinder die Krise gut überstanden haben. Auch erwachsene Kinder können sehr ins Schleudern geraten, wenn die Eltern schwächeln. Sind es mehrere Geschwister, zeigen sie oft völlig unterschiedliche Bewältigungsstrategien. Da ist der dreißigjährige Sohn, der den Vater nicht im Krankenhaus besucht, weil er seine Hilflosigkeit nicht erträgt, während die jüngere Tochter gerade in dieser Situation zum ersten Mal richtig Kontakt zu ihm findet. Es kann zu Streitigkeiten innerhalb der Familie kommen, wer welche Aufgaben übernimmt, Allianzen werden gebildet … das System steht kopf, neue Rollen müssen gefunden werden. So ist die Krise für alle Beteiligten auch eine Chance, über sich selbst hinauszuwachsen, neue Seiten der eigenen Persönlichkeit kennenzulernen, insgesamt zu reifen.

Ein weiteres Drehbuch sieht so aus, dass in einer Familie oder in einer Beziehung sehr wenig über Gefühle gesprochen wird. Nach dem Motto: Ich habe dir einmal gesagt, dass ich dich liebe, und das sollte reichen bis ans Lebensende. Zu den verschwiegenen Gefühlen gehören auch Sorgen und Ängste. Werden sie nicht ausgesprochen, kommen sie manchmal sehr verquer heraus. Ich erinnere mich an einen Ehemann, der, gewiss auch bedingt durch Corona, nach der Operation seiner Frau zu einem regelrechten Hygienefanatiker wurde. Er machte nicht nur seine Frau wahnsinnig mit seinen Hygienevorschriften, sondern die ganze Familie und Freunde, die er am liebsten von seiner Frau fernhalten wollte, da er nur noch Virusschleudern in ihnen sah. Sie fühlte sich von ihm drangsaliert, bis sie sein Motiv durchschaute: liebevolle Fürsorge, Angst um die geliebte Frau. Von diesem Moment an war sein Verhalten keine Zumutung mehr, sondern ein Liebesbeweis. Doch es brauchte noch ein wenig Krisenintervention, bis der Ehemann die Verantwortung für die Gesundheit seiner Frau wieder dorthin legen konnte, wohin sie gehört: in ihre Hände.

Bei Patientinnen erlebe ich zuweilen, dass sie sich gewohnheitsmäßig so aufopferungsvoll um die ganze Familie kümmern, dass es den Angehörigen gar nicht in den Sinn kommt, die Mutter zu schonen. Eine Mutter fällt nicht aus, die steht immer zur Verfügung! Davon ist sie selbst auch überzeugt und will sich nicht anmerken lassen, dass sie nicht mehr die nötige Kraft aufbringt. Solche Frauen haben nicht gelernt, auf sich selbst zu schauen, ihre Bedürfnisse ernst zu nehmen. Das müssen sie jetzt lernen, wie auch ihre Angehörigen.

Es kann auch sein, dass Angehörige zu wenig Wertschätzung erfahren. Ständig klingelt das Telefon, und jemand fragt: »Wie geht's ihm/ihr?« Nach den Angehörigen fragt niemand. Sie sorgen dafür, dass alles stabil bleibt, sind von morgens bis abends auf den Beinen bis zur Erschöpfung, doch sie spielen keine Rolle.

Hinzu kommt, dass die Patienten, die nach der Operation ja oft sehr viele Bedürfnisse haben, auch den Wunsch nach Gesellschaft äußern. Sie wollen reden, Händchen halten, Aufmerksamkeit und genießen es vielleicht auch, sich versorgen zu lassen. In der Regel verschwindet diese Inanspruchnahme, wenn die Patienten selbstständiger werden. Das sollten sich die Angehörigen vergegenwärtigen. Viele Forschungen zeigen übrigens, dass Patienten, die sich von anderen getröstet und unterstützt fühlen, besser mit ihren Symptomen umgehen und sich sogar schneller erholen können.

Angehörige können sehr viel dazu beitragen, die gemeinsame Zeit zu gestalten. Sie sind keine Ärzte, doch sie können für eine gute Stimmung sorgen. Dazu müssen sie sich aber im Griff haben und ihre Impulse kontrollieren. In einer guten Beziehung sind die Partner manchmal geradezu beseelt davon, dass sie ihren lieben Menschen nun verwöhnen können. Wie wir heute miteinander umgehen, das ist das Resultat dessen, wie wir gestern miteinander umgegangen sind. Manche Beziehung hält der Belastung einer schweren Erkrankung nicht stand. In anderen Beziehungen führt sie zu einer Neubelebung.

Bei aller Liebe und aller Hilfsbereitschaft ist es enorm wichtig, dass Angehörige sich selbst nicht vergessen, sie werden ja sowieso schon von vielen anderen vergessen. Schauen Sie auf sich. Sorgen Sie für Freiräume! Sie sind kein schlechter Mensch, wenn Sie Pausen brauchen. Und diese Pausen sollten regelmäßig in den Tages- und Wochenplan eingetragen werden. Es sind Ihre Auszeiten, in denen Sie Kraft schöpfen. Holen Sie sich auch Unterstützung. Vielleicht übernimmt ein Nachbar das Kochen, der Kegelverein organisiert einen Ausflug, ein Pfleger kommt morgens und hilft beim Waschen – was auch immer es sein mag. Sie zeigen Kompetenz, Klugheit und Führungsstärke, wenn Sie delegieren.

In Krisensituationen werden Beziehungsmuster sehr deutlich. Alte Kompensationen funktionieren nicht mehr. Wir können die Karten noch einmal neu mischen. Dazu möchte ich mit unserer Stiftung »anstiften«! Je früher wir uns darauf vorbereiten, dass es nie mehr so werden wird wie »davor«, desto bessere Chancen haben wir alle miteinander. Die Angehörigen spielen eine entscheidende Rolle in diesem Lebensabschnitt. Miteinander zu sprechen ist am wichtigsten. Denn wenn wir unsere Sorgen, die Angst, den Groll und die Liebe nicht mitteilen können, weil wir befürchten, den Partner zu verletzen oder wütend zu machen, dann entlädt sich das irgendwann an anderer Stelle. Wir sollen nicht zu viel von uns selbst erwarten. Wir alle sind Menschen. Je nach Tagesform gelingt es manchmal besser, manchmal schlechter, Verständnis für die Situation eines anderen Menschen aufzubringen. Hinzu kommt, dass Patienten nach einem schweren Eingriff sehr dünnhäutig und empfindlich sind. So kennen ihre Angehörigen sie nicht. Manche haben Angst, dass diese Empfindlichkeit nun für immer bleibt. In der Regel verschwindet sie aber wieder, je mehr der Patient sich zutraut. Vielleicht ist es auch schön, neue Seiten an einem Menschen zu entdecken, den wir schon lange kennen. Wenn wir keine Angst davor haben, können tiefe neue Begegnungen geschehen.

Angehörige können einem Patienten auf vier verschiedene Arten helfen, die Erkrankung gut zu verarbeiten. Erstens durch emotionale Unterstützung, Trost und Zuwendung. Zweitens durch praktische Hilfe zum Beispiel bei täglichen Arbeiten oder Fahrdiensten. Drittens mit finanzieller Unterstützung und viertens mit Rat und Hilfe bei der Vermittlung von Informationen. Jeder Mensch ist anders. Nicht jeder braucht die gleiche Unterstützung. Das heißt, dass wir zuerst herausfinden, wo genau Hilfe benötigt wird. Hat jemand genug Zuwendung, kommt aber nicht mit der Organisation des Alltags zurecht? Oder ist alles perfekt organisiert, doch er fühlt sich allein? Manchmal sind Angehörige hier übermotiviert. Oder helfen nur dort, wo sie gerne helfen. Für die Hilfe, die in einer Krise nötig ist, müssen wir unsere eigene Komfortzone verlassen. Indem wir dort unterstützen, wo es nötig ist, sorgen wir dafür, dass die Krise gut gemeistert wird. Das ist auch das Ziel der Reha.

Mein Schicksal ist kein Einzelfall – die Reha

Nicht jeder freut sich auf seine Reha. Für viele ist sie ein notwendiges Übel. Wie gern würden sie zu Hause bleiben, endlich wieder eintauchen in ihr normales Leben. Kontaktfreudigkeit erleichtert die Reha, denn man wird mit fremden Menschen zusammentreffen. Man kann eine Reha auch ambulant absolvieren. Entschließt man sich jedoch dazu, um zu Hause schon wieder ein bisschen mitzuhelfen, ist das nicht ratsam. Die Reha sollte nämlich vollständig unter dem Zeichen der Genesung und Erholung stehen. Außerdem erhalten die Patienten hier oft interessante Informationen zu finanziellen Aspekten, Renten und anderen staatlichen Leistungen. Die Rehabilitation soll laut Gesetz die »Beeinträchtigung der Erwerbsfähigkeit« beseitigen beziehungsweise das »vorzeitige Ausscheiden aus dem Erwerbsleben« verhindern oder hinausschieben.

Das Wort Rehabilitation stammt aus dem Lateinischen und bedeutet: Wiederherstellung, Wiedereinsetzen, Wiederbefähigen. Im medizinischen Sinne bedeutet es, dass der ursprüngliche Gesundheitszustand wiederhergestellt werden soll – für das persönliche, gesellschaftliche und berufliche Leben. Doch das gelingt nicht immer. Viele Patienten erleben nach einem Eingriff Einbußen. Andere erfahren, zum Beispiel nach einer Herzklappenoperation, eine Verbesserung. Sie bekommen mehr Luft, sind insgesamt leistungsfähiger.

Eine Reha zielt darauf ab, alltägliche Dinge des Lebens zu ermöglichen, Selbstvertrauen und Selbstständigkeit aufzubauen und sich Lebensqualität zurückzuholen. Nicht selten sind ehemalige Patienten, die sich innerlich zuerst gegen die Reha sträubten, dann sehr froh, sie in Anspruch genommen zu haben. Es ist noch einmal eine intensive Zeit auf dem Weg zurück in ihr altes Leben. Sie sind keine Patienten mehr, aber auch noch nicht richtig wiederhergestellt. Die Reha schlägt eine Brücke zurück in ihr Leben, die sie nun aber schon relativ mobil meistern.

Umgeben von Menschen, die sozusagen ebenfalls aus dem Raster gefallen sind, begegnet man in der Reha Leidensgenossen mit ähnlichen Schicksalen. Wie gehen sie damit um? Manchen hat es schlimmer erwischt als einen selbst, andere haben mehr Glück gehabt. Man hört Geschichten, lernt voneinander, erfährt Neues, bekommt gute Tipps, erzählt seine eigene Geschichte und kann das Vergangene integrieren: »Ich bin der mit der neuen Herzklappe. Ich bin die mit der Narbe. Ich bin die mit dem Unfall, ich bin der mit dem Burn-out etc.« Dieses Annehmen ist enorm wichtig, weil man das Geschehene ja nicht leugnen kann und mit dieser Veränderung in seinen Alltag zurückkehren wird. Von Leidensgenossen umgeben, kann es leichter fallen, manche Dinge anzusprechen, vor denen man seine Angehörigen bewahren möchte. Die Angehörigen, die Freunde zu Hause wissen oft nicht, was in den ehemaligen Patienten wirklich vorgeht. Wie sollen sie es sich auch vorstellen können! Hier in der Reha teilen Menschen ähnliche Erfahrungen und fühlen sich deshalb oft verstanden – wenn sie die Chance nutzen.

Leider verschließen sich einige und sitzen die Zeit mehr oder weniger ab. Das ist schade. Wenn jemand nur darauf ausgerichtet ist, das Ganze so schnell wie möglich hinter sich zu lassen, versäumt er vieles, was ihn weiterbringen könnte. Wir beobachten beispielsweise, dass das angebotene Gespräch mit Psychologen oft nicht genutzt wird. Besonders Menschen, die noch nie mit einem Psychologen zu tun hatten und selbst diagnostizieren: »Ich brauch doch keinen Psychiater«, könnten eine wertvolle neue Perspektive kennenlernen. In unserer Stiftung *Stilgezet* wollen wir neugierig machen auf diese Chancen, damit die Betroffenen sie ohne Vorurteile nutzen.

Die Reha ist noch Schonzeit. Einige Unsicherheiten können hier geklärt werden. Es gibt vielerlei therapeutische Anwendungen und medizinische Betreuung, aber es ist doch kein Krankenhaus. Es gibt geregelte Zeiten, aber man kann auch mal allein was unternehmen. Oft staunen die Patienten über ihre Fortschritte in der

Reha. Schon nach wenigen Tagen merken manche eine Verbesserung. Organisch gesehen braucht der Körper bei gutem Verlauf ein paar Wochen bis zu sechs Monate, bis er aus dem Gröbsten raus ist – abhängig vom Eingriff. Eine Herzklappenoperation wird schneller verkraftet als eine große Reparatur der Aorta.

Immer wieder fragen die Patienten, wie lange es dauert, das ist bereits ein Thema beim präoperativen Gespräch. Besonders Selbstständige haben oft einen hohen Druck, so schnell wie möglich wieder arbeiten zu können, vor allem, wenn sie Alleinverdiener sind. Nach der Operation erkennen sie, dass sie deutlich länger brauchen werden als erhofft. Sie schaffen kaum wenige Treppenstufen, wie wollen sie mit dieser Kurzatmigkeit und desaströsen mentalen Verfassung neue Kunden akquirieren? Sie erleben eine Erschöpfung, eine Müdigkeit, eine tiefe Schlappheit, die sie sich nicht vorstellen konnten. Im Krankenhaus ist sie manchen noch gar nicht richtig aufgefallen, sie lagen viel im Bett. Doch nun, wo sie mobil sein sollen, wird ihnen erschreckend bewusst, wie geschlaucht sie sind. Auch Sportliche sind bei der Gymnastik froh, auf einem Hocker sitzen zu können. Bei manchen führt der Konditionsabbau zu einer depressiven Verstimmung. Sie sehen kein Licht am Horizont und verzweifeln. Andere werden wütend, ungeduldig. Insgeheim befürchtet man, dass diese Schwäche nie mehr vergeht. Manche ziehen sich vollständig zurück, wollen mit niemandem sprechen. Anderen hilft der Austausch sehr, vor allem mit solchen, die schon länger in der Reha sind und berichten: »Meine erste Woche war eine Katastrophe, aber schau mal, jetzt kann ich schon drei Bahnen ohne Pause schwimmen. Glaub mir, das wird auch bei dir noch besser. Hab Geduld!«

Ärztlicherseits können wir nur immer wieder daran erinnern, dass der Körper Unglaubliches durchgemacht hat. Man sieht es ihm von außen nicht an. Wenn die Wunde gut heilt, ist bald nur noch eine Narbe sichtbar. Deshalb vergessen es die Patienten, oder sie können sich keine Vorstellung davon machen oder wollen es auch nicht. Aber ihr Körper wurde aufgeschnitten, die innere

Organisation verändert. Der Leib ist kein Wohnzimmer, in dem man mal ein paar Möbel umstellt, und dann stehen sie halt an einem neuen Ort und basta. Alles, was durchtrennt wurde, muss wieder zusammenwachsen. Vielleicht hilft die Vorstellung von der Gestaltung eines Gartens. Da sät man nicht im März an einem Montag, und am Dienstag steht er in voller Blüte. Es dauert. Im Mai ist es dann umso schöner.

Manche Patienten haben ein Gefühl, als hätte man sie einmal komplett ausgeräumt und die Dinge an die falsche Stelle zurückgesetzt. »Wenn ich einatme, stößt mir das Herz ans Brustbein.« Sie berichten von Trommeln gegen die Brust. Alles fühlt sich verkrampft an. Nichts stimmt mehr. Und immer wieder Luftnot. Das Körperempfinden ist fremd. »Ich fühle mich in mir selbst fremd.« Viele berichten über Stichschmerz, wenn sie tief Luft holen. Messer in den Lungen oder im Bauch. Sie haben Angst, tief zu atmen, und gewöhnen sich eine flache Atmung an, was zu einer Lungenentzündung führen kann, weil die Lunge schlecht belüftet wird. Dann geht es von der Reha zurück in die Klinik. Ein schrecklicher Rückschritt, der nicht sein müsste, wenn die Patienten von vornherein besser aufgeklärt würden und über alles informiert wären, was nach dem Eingriff zu beachten ist und warum das so ist.

Ich habe die Erfahrung gemacht, dass meine Patienten sehr gut mitarbeiten, wenn sie die Zusammenhänge verstehen. Das kostet vielleicht fünf Minuten mehr Aufklärung, erspart aber später Wochen eines schwierigen Heilungsverlaufes. Eine Atemtherapie sollte gerade nach Oberkörpereingriffen selbstverständlich sein. Natürlich tut der Brustkorb an der Stelle weh, wo die Drainage lag. Doch eine Schonhaltung einzunehmen ist der falsche Weg. Unter Anleitung lernen die Patienten, über den Schmerzpunkt hinaus zu atmen, sodass sie sich wieder Raum erobern, die Lunge gut belüften und sich bei einer guten Sauerstoffsituation auch insgesamt besser fühlen.

Oft sind die Menschen in der Reha so mit ihrem Körper beschäftigt, dass sie gar nicht dazu kommen, sich um die Seele zu kümmern. Die braucht erfahrungsgemäß länger. Und manchmal meldet sie sich mit Niedergeschlagenheit: *Warum ich? Warum muss ich das alles aushalten? Wie soll es weitergehen? Werden sie mich da draußen noch ernst nehmen?*

Die Angehörigen sehen einen, der war weg. Jetzt kommt er wieder. Er soll sein wie immer. Aber wie kann man erklären, dass man ein anderer geworden ist? Idealerweise freundet sich der Patient in der Reha mit der neuen Version von sich selbst an. Häufig werden Vorsätze gefasst, und manchmal kommt hier schon der Geistesblitz: Vielleicht war an all dem Mist auch irgendetwas Gutes – als Zäsur.

Die Angehörigen fragen: »Wie geht es dir, fühlst du dich schon besser, glaubst du wirklich, du kannst bald wieder arbeiten, meinst du, wir können im Sommer in den Urlaub fahren?«

Sie ermutigen: »Das wird schon, du musst Geduld haben, das kriegen wir hin.«

Sie sind manchmal selbst verzweifelt, vielleicht weil sie mit ihrem Partner eine Firma haben, und signalisieren: »Ich weiß nicht, wie ich das alles allein noch schaffen soll.«

Dann tröstet der Mensch in der Reha den Besucher. Vielleicht merkt er, dass die Angehörigen nun weniger Verständnis für ihn haben als während des Aufenthalts in der Klinik. In ihren Augen ist das Schlimmste vorüber. Die Operation war ein Erfolg. Jetzt kann es bitte schön endlich wieder normal werden. In so einem Fall wäre es hilfreich, wenn auch die Angehörigen sich noch einmal erklären lassen, was jetzt im Körper passiert. Gelegentlich sind es aber auch die Angehörigen, die den Patienten daran erinnern, der so tut, als wäre nichts gewesen. Manchen schwant jetzt erst, dass sie noch lange nicht in ruhigem Fahrwasser sind. Der Patient erzählt am Telefon: »Heute bin ich die Treppe in den ersten Stock gegangen, ohne Pause zu machen.« Was für ein Erfolg! Zu Hause sind es drei Stockwerke ohne Lift. Wird er das schaffen?

»Wenn ich wieder daheim bin, gehen wir jeden Samstagmorgen ins Schwimmbad, was meinst du?«, fragt die Patientin ihren Mann.

»In der Früh ins Wasser? Nein danke.«

Schön wäre es, wenn die Daheimgebliebenen die Impulse aufgreifen könnten, die die Patienten aus der Reha mitbringen. Wieder werden Beziehungsmuster sichtbar: Wie geht man mit den Neuerungen um, die der Partner in die Beziehung einbringen möchte? Lehnt man alle aus Prinzip ab oder freut man sich über den neuen Schwung in der Bude? Und wenn nicht: Warum eigentlich?

Oft höre ich, dass Patienten sich wie erstarrt fühlen oder als gehörten sie nirgends dazu. Sie leben wie auf Abruf in einer Warteposition, ständig überwacht und beäugt von den fürsorglichen Verwandten. »Ist alles in Ordnung?« Vielleicht sind die Angehörigen auch sehr ängstlich – es darf ja bitte, bitte nichts schiefgehen! Er muss wieder wie früher werden! Sie behalten ihre Sorgen für sich, reagieren aber gegebenenfalls unwirsch, weil sie mehr übernehmen müssen als zuvor, oder sind überbehütend, was dazu führt, dass sich der Patient weniger zutraut, sich schwächer und kränker fühlt, als er ist, und schlimmstenfalls nie mehr so richtig auf die Beine kommt. In dieser sensiblen Phase ist Aufrichtigkeit enorm wichtig, auch wenn Tabus gebrochen werden. Jetzt kommt die Psychologie ins Spiel. Möchte eine Ehefrau ihren Mann tauschen gegen einen Patienten? Der wird dann natürlich grantig, ungehalten. Er ist doch kein Patient, er nicht, er ist ein ganzer Kerl, nach wie vor. Was die Frau in die Verzweiflung treibt, weil er sich doch schonen soll. Ich kenne einige Frauen, die die Gesundheit, sprich Krankheit ihrer Männer verwalten, die sich überhaupt nicht drum scheren. Genauso kenne ich Patienten, die nach einer »großen Sache« in Anspruch nehmen, nun ständig in Watte gepackt zu werden. Angst haben viele, wenn sie den Schutzraum Krankenhaus und Reha verlassen. Nun ist nicht mehr ständig ein Arzt in der Nähe. Wenn jetzt was passiert … Diese Gedanken erinnern permanent daran, dass es kein altes Normal gibt, gar kein Normal.

Die Reha bietet Schutz vor dem Draußen, wo das normale Leben tobt. Die Patienten empfinden diese Grenze sehr deutlich. Mal freuen sie sich, wenn sie den Passierschein bekommen, mal haben sie Angst davor.

Werde ich meinem Alltag gewachsen sein?
Was denken die anderen über mich? Werde ich ihnen zur Last fallen?
Findet meine Frau, mein Mann mich noch attraktiv?
Wie kann ich den Kindern zeigen, dass ich jetzt wieder da bin?
Werde ich im Job aufs Abstellgleis geschoben? Wem erzähle ich, was genau vorgefallen ist? Ja, wem vertraue ich? Habe ich wirklich so viele Freunde? Oder sind es eher Bekannte?
Komisch, manche Leute hier drin sind mir näher als andere draußen, die ich schon lange kenne.
Ob ich wieder Ski fahren kann?

Fragen kommen und gehen, je nach Verfassung gibt es mehrere Antworten, doch das letzte Wort hat die Seele, und wenn etwas stimmig ist, dann spüren wir das.

Wenn Menschen in der Reha über ihr Leben nachdenken und vielleicht ihr Wertesystem neu ordnen, möchten sie zukünftig oft mehr Zeit mit ihren Liebsten verbringen. Achtsamer sein. Vollwertiger essen und Sport machen, weil doch die Gesundheit das Wichtigste ist. Vielleicht fällt einem ein längst vergangener Wunsch ein. Als Kind träumte man von Alaska. Oder von einem Pferd. Warum nicht – eine Reise nach Alaska und als langfristiges Ziel wieder mit dem Reiten beginnen? Auch hoch im Kurs: nicht so viele Termine ausmachen. Sich am Wochenende mal treiben lassen. Bücher lesen. Löcher in die Luft schauen. Mit seiner Liebsten spazieren gehen, Hand in Hand. Lange frühstücken. Ins Kino gehen. Einfach schöne Sachen machen. Zärtlich sein. Weniger darauf schauen, was die anderen haben, mehr darauf, was sie sind. Zeit für sich. Das Tempo drosseln usw.

Diese relaxte Lebenseinstellung gilt in einer 24/7-Gesellschaft, die ihre Mitglieder durch die Tage peitscht und in der es ständig um Funktionieren geht, als Schlendrian. Kurioserweise wird aber gleichzeitig von allen, die rund um die Uhr rennen sollten, erwartet, dass sie dabei immer entspannt sind. Nur die Doofen kriegen einen Burn-out.

Wenn ein Patient merkt, dass er so wie früher nicht weitermachen kann, fühlt er sich vielleicht überflüssig. Er leistet ja nichts mehr. Wie wird sein Arbeitgeber auf die Wiedereingliederung reagieren? Steht er nun auf der Abschussliste? Man weiß ja, wie das läuft. Erst operiert, dann wegrationalisiert. Mit sechzig einen neuen Job finden ist nicht einfach. Zumal man ja total überzeugend im Bewerbungsgespräch auftreten müsste. Aber innerlich ist man vielleicht noch so aufgeweicht von all dem Erlebten. So endet nicht selten ein fähiger Mitarbeiter, eine fähige Mitarbeiterin auf dem Abstellgleis.

Nicht jeder schafft es, eine neue Perspektive zu entwickeln. Viele fühlen sich schlecht behandelt, und das nach allem, was sie für die Firma getan haben. Große Enttäuschung macht sich breit. Man dachte, man wäre als Mensch geschätzt, doch sobald man nicht mehr funktioniert, wird man aussortiert. Reif für den Schrottplatz. Wir haben die Erfahrung gemacht, dass Menschen sehr oft sehr schnell abbauen, wenn sie keine neue Chance bekommen. Was für eine Verschwendung von Ressourcen, denn gerade diese krisenbewährten Menschen hätten viel zu geben!

Warum gewähren wir den Rückkehrern nicht mehr Zeit, damit sie ihre Grenzen ausloten und dann in einem gesunden Maß weiterarbeiten können? Wer sagt, dass eine Führungskraft eine Fünfzig-Stunden-Woche (mindestens!) absolvieren muss? Wer macht diese Regeln? Quantität bedeutet nicht Qualität.

Frauenherzen kommen mit solchen Kränkungen besser zurecht, sie finden schneller Alternativen und machen, verallgemeinernd gesprochen, ihr Selbstbewusstsein nicht von der beruflichen Anerkennung abhängig. Männerherzen fressen solche Kränkungen gern in sich hinein und geben schneller auf, kämpfen weniger, lassen sich hängen.

Auch in der Rekonvaleszenz erleben wir Frauen oft fitter als Männer. Manche Männer werden völlig abhängig von ihren Frauen, die, wie bereits erwähnt, auch ihre Gesundheit verwalten. Was der Mann essen darf, wann er welche Tabletten nimmt und so weiter. Solche starken Kerle stehen völlig überfordert in der Küche des Hauses, in dem sie seit dreißig Jahren wohnen, und erkundigen sich: »Wo ist ein Topf? Haben wir einen Gurkenhobel?« Wenn sie aus der Reha heimkehren und ihre Frau berufstätig ist, fragen sie sich bekümmert, wie sie zu einer Tasse Kaffee kommen können. Vielleicht im Restaurant? Oder eine Nachbarin erbarmt sich. Es klingt kurios, ich weiß, doch die harten Jungs aus dem vergangenen Jahrtausend sind noch nicht ausgestorben. Einmal erzählte mir eine Patientin, dass sie fünfzig Mahlzeiten für ihren Mann vorgekocht und eingefroren habe. Drei Wochen Klinik und drei Wochen Reha hatte sie gerechnet, plus einen Puffer, falls die Reha verlängert würde.

»Wie alt ist Ihr Mann?«, fragte ich sie und rechnete mit einem hochbetagten, vermutlich schwer kranken Gatten.

»Zweiundsechzig.« Sie seufzte. »Aber er arbeitet ja den ganzen Tag und kommt erst um achtzehn Uhr nach Hause.«

Ich nickte und forschte in ihrem Gesicht, ob sie einen Witz gemacht hatte. Nein, sie meinte es ernst. Während ich ans nächste Bett trat, überlegte ich mir, warum sie ihm das Kochen nicht beigebracht hatte oder seine Mutter oder irgendjemand. Oder war es ein gutes Gefühl für die Patientin, ihren Mann vor ihrer Operation so zu versorgen? Abend für Abend konnte er ein Gericht auftauen und ihre Liebe spüren. Oder genoss sie es, dass er von ihr abhängig war, und er genoss das auch? Manche Männer bleiben nun mal lebenslang am Rockzipfel hängen.

Wenn ich an meine Kindheit zurückdenke, hat mein Vater nur

in der Küche gearbeitet, wenn meine Mutter drei, vier Tage in der Klinik war, weil sie ein Geschwisterkind zur Welt brachte. Davon gab es reichlich bei uns, aber ich freute mich auf jeden Neuling. In dieser Zeit versorgte mein Vater uns, die Arbeit auf den Feldern ruhte. Ich sehe ihn noch vor mir in der Küche stehen. Ein ungewöhnlicher Anblick. Ob sein Essen geschmeckt hat, weiß ich nicht mehr, aber ich bin sicher, alle waren froh, wenn die Mutter wieder zu Hause war. Und ja, ich kann kochen, ich koche sogar sehr gerne. Es entspannt mich. Nach einem langen Tag mit schwierigen Eingriffen liebe ich es, zu kochen … vom OP-Besteck zum Küchenbesteck. Vielleicht sollte man für manche Patienten in der Reha Kochkurse anbieten … Denn das ist ja das Ziel: dass die Patienten zu Hause gut zurechtkommen. Dazu gehört es auch, alte Muster zu unterbrechen, die zu Stress führen.

In der Reha werden vielerlei Entspannungstechniken angeboten. Ob autogenes Training, progressive Muskelrelaxation, Yoga, Mediation. Sie alle helfen dabei, wieder Boden unter den Füßen zu gewinnen. Ganz entscheidend für manche Menschen ist es auch, einen neuen Umgang mit ihren Gefühlen zu erlernen. Ober überhaupt einmal Zugang zu ihren Gefühlen zu finden, auf ihr Bauchgefühl zu horchen. Nicht selten sind Gefühle verdrängt, auch diejenigen, die mit der Krankheit zusammenhängen. Sie zu erkennen und sich mit ihnen auseinanderzusetzen ist enorm wichtig, damit sie nicht im Untergrund ihr Unwesen treiben können. Schuldgefühle sind beispielsweise weit verbreitet. Doch wie sollte ein Mensch schuld an seiner Erkrankung sein, das wäre ja so, als würde ich mich einen schlechten Vater nennen, wenn einer meiner Söhne Mist gebaut hat.

Wie immer gegen Ende einer Krise, wenn wir das Schlimmste hinter uns haben, wissen wir recht genau, wie wir die nächste vermeiden können. Doch beherzigen wir die Vorsätze? Wie viele Krisen braucht es, ehe wir uns zur Prävention aufraffen können? Das hängt von unserer Leidensfähigkeit oder vielleicht auch Genussfreudigkeit ab. Doch was ist Genuss? Letztlich Lebensqualität.

Und wenn wir die einmal ganz nüchtern betrachten, dann bedeutet sie: ein schmerzfreies Leben mit Zufriedenheit für uns selbst und seine Angehörigen. Genug zu essen, gesund sein, ein Dach über dem Kopf, das Gefühl von Sicherheit und Geborgenheit im Kreis lieber Menschen und eine sinnstiftende Aufgabe, eine Arbeit, die wir gerne tun.

Die Erkenntnis, dass das scheinbar Normale eine Illusion ist, kann dabei helfen, lebendig zu bleiben und mit einem lebendigen Herzen bewusst durchs Leben zu gehen – mit einem fühlenden Herzen. Mit jedem Herzschlag werden wir neu geboren. Eines Tages wird es unser letzter sein. Vor der Stille. Aber vielleicht geht es doch noch einmal weiter. Vielleicht war die Stille nur eine Pause, und danach erst können wir das Geschenk des Lebens richtig schätzen.

NEUGIER AUF DAS NEUE NORMAL

Ob wir die Krise wirklich gemeistert haben, wissen wir am Ende der Reha noch nicht, schließlich steht die große Bewährungsprobe zu Hause noch bevor. Doch wir haben den Großteil der Strecke geschafft, und wenn wir unsere Kräfte eingeteilt und einen Plan für die Zukunft entwickelt haben, sieht es gut aus. Und wenn alle mitmachen. Es ist ein bisschen wie bei einer Insolvenz. Zu Beginn war nicht sicher, ob es weitergeht, der totale Zusammenbruch drohte, doch nun haben sich Wege aus der Krise gefunden, und danach kann es weitergehen, ja wer weiß, vielleicht sogar besser.

Die Patienten kehren heim, aber sie kehren nicht zurück in ihr altes Normal. Zu viel hat sich verändert. Je leichter sie das akzeptieren können, ja mehr noch: Je besser es ihnen gelingt, es anzunehmen, ja, sich vielleicht sogar drauf zu freuen, desto mehr Lebensqualität können sie genießen. Und das sollte nicht nur ein paar ganz besonders klugen Köpfen gelingen, sondern so vielen Menschen wie möglich.

Ich möchte erreichen, dass wir – jeder von uns und die Gesellschaft insgesamt – über die Entwicklung in einer Krise sprechen, damit wir darauf vorbereitet sind. Und ich möchte zeigen, dass es immer Alternativen gibt. Seitenweise könnte ich von meinen Patienten berichten, wie sie ihr Leben danach verändert haben. Nicht das Leben hat sich verändert, *sie* haben *es* verändert. Das ist ein entscheidender Unterschied. Bin ich Opfer oder Gestalter meines Lebens? Mit unserer Stiftung möchten wir die Menschen dazu befähigen, als Gestalter zu handeln. Einige Geschichten finden Sie im Internet auf der Homepage von *Stilgezet*. Hin und wieder durfte ich Pate sein für einen neuen Lebensabschnitt, wenn mir

Patienten von dem Schmerz berichteten, dies oder jenes nicht mehr tun zu können. »Hast du schon mal daran gedacht …«, fragte ich. Oft hörte ich zuerst ein »Ich glaube, das ist nichts für mich«. Manchmal lehnten sie auch brüsk ab. Doch am nächsten Tag oder in der nächsten Woche hatten sie sich mit der Idee ein wenig angefreundet, und so ging es schrittweise weiter. Sie veränderten die aufgezeigte Alternative so, dass sie für sie passte. Der ehemalige Leistungsschwimmer trainiert nun den Nachwuchs und ist begeistert. »Stundenlang bin ich früher allein vor mich hin geschwommen. Es hat mir alles bedeutet. Jetzt schwimme ich noch immer, aber nicht mehr stundenlang. Dafür stehe ich stundenlang am Beckenrand, gehe auf und ab, und das Herz fließt mir manchmal über, wenn ich sehe, welche Fortschritte meine Kleinen machen.« Auch in seinen Augen schimmerte Wasser. Vermutlich lag zu viel Chlor in der Luft.

Ich erinnere mich an zahlreiche Chefs und Chefinnen, Menschen, die sich total mit ihrer Arbeit identifizierten und in der Krankheit lernten, dass es ein Leben neben ihrem Job gibt. Einmal vertraute mir eine ehemalige Patientin an: »Manchmal werde ich wehmütig, wenn ich denke, wie viel Zeit ich im Büro verbracht habe. Was ich da alles Sinnvolleres hätte tun können!« Sie machte eine Pause und sagte dann etwas, was ich einige Male von Menschen hörte, die eine Krise hinter sich gelassen haben: »Im Grunde genommen bin ich dankbar. Ohne meine Erkrankung hätte ich einfach immer so weitergemacht. Wie viel wäre mir dabei entgangen.«

Ja, in der Tat, man kann die Intensität des Lebens versäumen – aber auch das neue Normal fällt einem nicht in den Schoß, sondern muss »erarbeitet« werden. Stufe für Stufe gilt es unterschiedliche Gegebenheiten zu berücksichtigen. In unserer Stiftung *Stilgezet* arbeiten wir im Moment an Programmen für alle Übergänge – damit die Patienten wirklich nach Hause finden: in ihr neues Normal.

Denn was geschieht, wenn ein Patient sozusagen hängen bleibt irgendwo dazwischen, zwischen dem alten Normal, das ihm als gelobtes Land erscheint, und einem neuen, das er nicht akzeptieren möchte? Es ist traurig, wenn Menschen sich selbst im Weg stehen auf dem Weg in ihr neues Normal, raus aus der Krise, stetig aufwärts, davon bin ich überzeugt. Genauso bin ich davon überzeugt, dass, wenn jeder Beteiligte seinen Job an der jeweiligen Schlüsselstelle der Kurve gut macht, der Betroffene sich am Ende in einer höheren Lebensqualität befindet als zuvor, auch wenn er körperliche Einschränkungen erfahren hat. Ich möchte nichts verharmlosen, doch meine jahrzehntelange Erfahrung mit Menschen, die aus ihrem gewohnten Normal herausgefallen sind, hat mir gezeigt, dass die Lebensqualität schon aus dem einfachen Grund steigt, weil man gelernt hat, dankbar dafür zu sein, dass man noch da ist. Das Leben hat sich als so zerbrechlich offenbart, als ein so großes Wunder – und ist es nicht das allergrößte Wunder, dass ich noch da bin?

Dieses große Wunder lässt es verhältnismäßig leicht verkraften, dass man vielleicht nicht mehr dreißig Kilometer Fahrrad fahren kann oder sollte, sondern nur noch zwanzig. Dass man die Dinge ein wenig langsamer angehen und ja, auf manches auch verzichten sollte, wenn das neue Normal sich als physisch weniger belastbar herausstellt als das alte. Es kann aber auch umgekehrt sein, vor allem bei Erkrankungen, die durch eine schlechte Pumpleistung des Herzens eine mangelhafte Sauerstoffsättigung bewirkten. Eine leckende Herzklappe in einem späteren Stadium führt zu einer Herzerweiterung, einer Vergrößerung einer Herzkammer – und das mindert die Leistungsfähigkeit des Patienten deutlich, er kommt bei kleinsten Anstrengungen aus der Puste, beim Treppensteigen muss er pausieren, seine Gesichtsfarbe spielt ins bläulich Violette.

Wird die Pumpkraft des Herzens wiederhergestellt, dann erhöht sich auch die Sauerstoffsättigung. Solche Patienten strahlen mich nach der Operation an und können es kaum fassen: »Ich fühle mich wie neugeboren, Doc! Ich kriege wieder richtig Luft!«

Doc nennen mich manche Patienten. Ich mag das. Das Vertrauen meiner Patienten bedeutet mir unendlich viel … und ich spüre, wie es in meinem eigenen Herzen warm strömt.

Auch Patienten mit einer eingeschränkten Physis nach einem schweren Eingriff sprechen oft von ihrem neuen Leben. Manche sagen: »Ich bin dem Tod von der Schippe gesprungen.«

Wenn es gelingt, die Krise zu meistern, hat man etwas sehr Großes geschafft. Es gibt wieder eine Zukunft, auch wenn sie anders aussieht, als man sich das vielleicht vorgestellt hat. Es gab Zeiten in der Krise, da war es nicht einmal denkbar, dass es eine Zukunft geben könnte. Und es gab Zeiten, da hoffte man noch, es möge die alte Zukunft sein. Bis man begriff, dass die alte Zukunft für immer weg ist. Nun ist dieser Verlust nicht mehr schmerzlich, sondern eine Auszeichnung. Ich habe es geschafft!

Richtig schaffen können wir es nur, wenn alle mitziehen. Wenn auch die Angehörigen und Freunde verstehen, die Kollegen und Nachbarn, jeder in unserem Umkreis, dass es normal ist, dass sich das Normal verändert. Es hat keinen Sinn, sich dagegen aufzulehnen.

Und wenn dann eines Tages ein Nachbar, ein Angehöriger, ein Kollege in eine ähnliche Situation gerät … dann ist er nicht allein. Wir können ihm ein Licht anknipsen, die Koordinaten nennen, damit er in sein neues Normal findet. Wir können Vorbild sein für andere und so durch unser Tun und Lassen den Weg für andere ebnen. Wir haben keine Angst, Tabuthemen anzusprechen. Uns belastet man damit nicht, wie vielleicht die Angehörigen, denen wir mitteilen können, worauf es jetzt ankommt. Wir können viel Gutes tun, wenn wir eine Krise gut bewältigt haben.

Als ich meine Eltern neulich besuchte, schauten wir Fotos an. Mein Vater ist jetzt über neunzig, hat 2021 eine neue Hüfte bekommen, eine Corona-Infektion weggesteckt und 2021 zwei neue Knie und einen Herzschrittmacher erhalten. Nicht von mir eingepflanzt, obwohl ich es gerne getan hätte. Aber ich war zu weit weg, als er ihn brauchte. Wir schauten also Fotos an, da war dieses eine Bild mit den Gewächshäusern. Auf einmal war ich ein Junge von zwölf, dreizehn Jahren. Wir haben damals im Jahr zweihundertfünfzig Tonnen Tomaten geerntet, alle Kinder halfen mit. Aber wir haben auch eine Menge Quatsch gemacht. Wenn ich zurückblicke, erinnere ich mich an eine sehr schöne Kindheit. Und ich war ein begeisterter Beobachter. Alles interessierte mich, und ich fragte meinen Eltern und den älteren Geschwistern Löcher in den Bauch: »Warum ist das so?« Heute stellt mein Vater manchmal mir diese Frage.

Einmal antwortete ich ihm: »Weil die Ameise einen Kreis gelaufen ist.« Ich sah sie vor mir wie damals, als sie im Gewächshaus an einer kurios gewachsenen bogenförmigen Gurke entlanglief. Rauf und runter lief die Ameise. Jahrzehnte später, als ich die Krisenkurve schon entworfen hatte, die ich am Anfang dieses Buches vorstellte, fiel mir plötzlich diese Ameise ein. Und es kam mir so vor, als hätte meine heutige Herzensangelegenheit damals eine erste Spur gelegt.

Aus der kleinen Ameisenstraße ist ein Pfad entstanden. Ich hoffe sehr, dass daraus ein breiter Weg wird, ein warmer Strom, der zum Herzen vieler Menschen führt. Habe ich Ihr Herz erreicht? Haben Sie auch eine Geschichte, die Sie gerne teilen möchten? Schreiben Sie auf die Homepage unserer Stiftung. Ich freue mich darauf.

Alles Gute für Sie!

Ihr
Ehsan Natour

Dank

Die Reise auf meiner persönlichen »Lebenskurve« begann bereits mit neunzehn Jahren, als ich aus meiner Komfortzone heraustrat und in das mir völlig fremde Europa kam. Meinen Eltern, Fatima und Khalil Natour, und meinen Geschwistern möchte ich an dieser Stelle meine tiefste Dankbarkeit ausdrücken, dass sie meinen Weg unterstützt haben.

Meinen Patienten und ihren Angehörigen bin ich für das Teilen ihrer Schicksalsschläge, die Lebenserfahrungen und vor allem für das Anvertrauen ihrer Herzen zu Dank verpflichtet.

Den vielen Krankenschwestern und Krankenpflegern spreche ich einen großen Dank aus. Sie sind immer für unsere Patienten da, begleiten uns Ärzte bei Einsätzen und leisten großartige Arbeit. Sie hören zu, sind fürsorglich und haben ihre Augen Tag und Nacht offen. In meiner Profession kommt man ohne sein Team nicht sehr weit, daher möchte ich an dieser Stelle auch meine Kollegen erwähnen, von denen ich einiges lernen konnte.

Beim Scorpio Verlag möchte ich mich ebenfalls ausdrücklich für die Unterstützung bedanken.

Der exzellenten Schriftstellerin Shirley Michaela Seul, der nach dreißig Minuten Telefongespräch klar war, dass die Welt dieses Buch braucht, gilt mein besonderer Dank.

Viele Stunden und Tage habe ich meiner lieben Familie wegen der Fertigstellung dieses Buches geraubt. Ich danke euch für eure Geduld und eure Liebe.

Ein herzliches Dankeschön geht auch an Sie, liebe Leserinnen und Leser.

Und abschließend gilt ein bedeutsamer Dank meinem besten Freund, der mich permanent vor neue Herausforderungen stellt, der sowohl mein Partner als auch mein Gegner ist, mich zum Nachdenken bringt und mich zur ständigen Weiterbildung animiert … mein bester Freund: das Herz.

QUELLEN UND HINWEISE ZUM WEITERLESEN

Friedl, Reinhard: *Der Takt des Lebens*, München 2019

Kübler-Ross, Elisabeth: *Erfülltes Leben – würdiges Sterben,* München 2012

---: *Das Rad des Lebens,* München 2002

Maio, Giovanni: *Den kranken Menschen verstehen,* Freiburg 2020

Pause, Bettina: *Alles Geruchssache,* München 2020

Peipe, Kurt: *Dem Leben auf den Fersen,* München 2008

Riepertinger Alfred: *Mein Leben mit den Toten,* München 2012

Schneider, Oliver: *Der Wille entscheidet*, München 2021

Seul, Michaela: *Hospizarbeit und Palliativmedizin,* München 2009

HILFREICHE LINKS ZU SELBSTHILFEGRUPPEN

Soforthilfe
https://rettungs-ring.de/soforthilfe/

Patient und Selbsthilfe
https://patient-und-selbsthilfe.de/

Tausch dich aus: Digitale Gruppen
https://in-cogito.de/anmeldung-workshops/?mtm_campaign=Incogito%20 Workshops&gclid=EAIaIQobChMIq7Da_fPT9AIV0-d3Ch2PQAmMEAAYASAAEgIH8_D_BwE

Corona-Selbsthilfegruppen in Deutschland
https://www.nakos.de/data/Online-Publikationen/2021/NAKOS-Corona-Selbsthilfegruppen.pdf

Herz-Selbsthilfegruppen in Ihrer Nähe
https://www.herzstiftung.de/ihre-herzgesundheit/leben-mit-der-krankheit/herz-selbsthilfegruppe

Deutsche Gesellschaft fuer Gastroenterologie, Verdauungs- und Stoffwechselkrankheiten
https://www.dgvs.de/service/servie-fuer-patienten/selbsthilfegruppen/

Urologenportal
https://www.urologenportal.de/patienten/selbsthilfegruppen.html

Frauenselbsthilfe Krebs
https://www.frauenselbsthilfe.de/

Deutsche Krebshilfe

https://www.krebshilfe.de/helfen/rat-hilfe/selbsthilfe/

Eine Selbsthilfegruppe finden

https://www.vfa-patientenportal.de/selbsthilfe/selbsthilfegruppen-stellen-sich-vor

Wie finde ich Selbsthilfegruppen?

https://www.gesundheitsinformation.de/wie-finde-ich-selbsthilfegruppen-und-beratungsstellen.html

Über Stichting Stilgezet

Die meisten Menschen haben Angst vor dem Unbekannten. Wenn etwas »Schlimmes« passiert, sehnen wir uns nach Vertrautheit, nach Normalität. Wir verlassen unsere Komfortzone nur ungern. Und wir sind nicht geübt im Leben außerhalb des Gewohnten. Es gibt keine allgemein gültige Lösung zum Verarbeiten der Verwirrung und der Ängste, die entstehen können, wenn das Leben plötzlich ›stillsteht‹. Jeder reagiert und verarbeitet eine solche Situation unterschiedlich, egal ob es eine Lebenskrise, eine Trennung, einen Börsencrash etc. oder eine Erkrankung betrifft.

Viele Menschen auf der ganzen Welt erleben einmal oder auch öfter in ihrem Leben eine gravierende medizinische Behandlung, manchmal ist sie sogar lebensrettend. Von jetzt auf gleich scheint das Leben »stillzustehen«. Und nicht nur das des Patienten, sondern auch das seiner Angehörigen, Familie und Freunde, und, ja, es hat auch Auswirkungen auf die begleitenden Ärztinnen und Ärzte. Dieser *Stillstand* eines Lebens ist eine einschneidende Erfahrung. Nicht wenige Menschen entscheiden sich bewusst oder unbewusst dafür, sich nicht so viel damit zu beschäftigen. Doch es ist von enormer Bedeutung auch für den Heilprozess und »das Leben danach«, sich bewusst mit der Zeit des Stillstandes auseinanderzusetzen.

Die in Holland gegründete *Stichting Stilgezet* gibt Antworten, und zwar nicht nur medizinisch, sondern auch durch andere Ausdrucksmöglichkeiten. Das Buch »Wenn das Leben stillsteht« von Dr. Ehsan Natour gehört ebenso dazu wie ein Theaterstück, eine musikalische Komposition und vieles mehr. So wird das Unbeschreibbare greifbar. *Stichting Stilgezet* füllt den Leerraum, den die Wissenschaft hinterlässt und der von den Betroffenen oft als Angstraum empfunden wird. Durch die künstlerische »Übersetzung« können die einschneidenden Erfahrungen und verwirrenden Emotionen, Themen wie Tod, Angst, Wut und Trauer, veranschaulicht und letztlich integrieren werden. Und natürlich spendet sie Trost und Verständnis, wo der Verstand und die Hightech-Medizin enden. Vor allem vermittelt sie das gute Gefühl: Du bist nicht allein.

Stichting Stilgezet arbeitet eng mit wissenschaftlicher Forschung zusammen, um den emotionalen und sozialen Kontext in dieser wichtigen Lebensphase zu verstehen und zu verdeutlichen. Wir bieten allen Betroffenen in dieser Krisensituation Hilfestellung und Mediziner*innen und Fachpersonal Orientierung.

www.stilgezet.nl